糖尿病视网膜病变
临床诊疗手册

沈　炜　宋洪元　主编

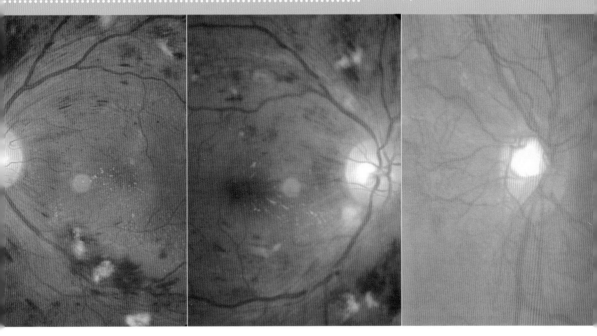

中国纺织出版社有限公司

图书在版编目（CIP）数据

糖尿病视网膜病变临床诊疗手册 / 沈炜，宋洪元主编 . -- 北京：中国纺织出版社有限公司，2024.1

ISBN 978-7-5229-1389-6

Ⅰ . ①糖… Ⅱ . ①沈… ②宋… Ⅲ . ①糖尿病—并发症—视网膜疾病—诊疗—手册 Ⅳ . ① R587.2-62 ② R774.1-62

中国国家版本馆 CIP 数据核字（2024）第 020308 号

责任编辑：舒文慧　　　责任校对：寇晨晨　　　责任印制：王艳丽

中国纺织出版社有限公司出版发行

地址：北京市朝阳区百子湾东里 A407 号楼　邮政编码：100124

销售电话：010—67004422　传真：010—87155801

http://www.c-textilep.com

中国纺织出版社天猫旗舰店

官方微博 http://weibo.com/2119887771

北京通天印刷有限责任公司印刷　各地新华书店经销

2024 年 1 月第 1 版第 1 次印刷

开本：710×1000　1/16　印张：10

字数：118 千字　定价：98.00 元

凡购本书，如有缺页、倒页、脱页，由本社图书营销中心调换

编委名单

主　编　沈　炜　海军军医大学第一附属医院

　　　　宋洪元　海军军医大学第一附属医院

副主编　张　睿　海军军医大学第一附属医院

　　　　祝玮烨　海军军医大学第一附属医院

　　　　周　哲　海军特色医学中心

编　委　崔　骁　海军军医大学第一附属医院

　　　　高广平　海军军医大学第一附属医院

　　　　高　鑫　海军特色医学中心

　　　　桂　潇　海军军医大学第一附属医院

　　　　李　青　海军军医大学第一附属医院

　　　　劣虹璇　海军军医大学第一附属医院

　　　　刘　洋　海军航空兵陵水场站

　　　　刘永瑄　海军军医大学第一附属医院

　　　　聂　政　海军军医大学第一附属医院

　　　　潘东艳　海军军医大学第一附属医院

　　　　彭亚军　海军军医大学第一附属医院

　　　　秦海峰　海军军医大学第一附属医院

　　　　桑延智　海军军医大学第一附属医院

　　　　沈　洁　上海市仁济医院

　　　　沈　玺　上海瑞金医院

　　　　孙伟峰　海军军医大学第一附属医院

汪梦竹　海军军医大学第一附属医院

王　泓　上海市第一人民医院

王施鲲　海军军医大学第一附属医院

杨雨薇　海军军医大学第一附属医院

张昊瑞　海军军医大学第一附属医院

张　琳　海军军医大学第一附属医院

张　媛　海军军医大学第一附属医院

赵春艳　海军军医大学第一附属医院

赵佳玮　海军军医大学第一附属医院

赵　敏　海军军医大学第一附属医院

赵　娜　东部战区海军医院

仲　明　海军军医大学第一附属医院

周　雯　海军军医大学第一附属医院

周宇坤　海军军医大学第一附属医院

朱慧敏　海军军医大学第一附属医院

前　言

　　糖尿病视网膜病变是工作年龄人群视力障碍的主要原因。有证据表明，严格的血糖控制和有效的血压控制可以极大降低失明的可能性。尽管如此，糖尿病黄斑水肿和增殖期糖尿病视网膜病变目前仍然是严重威胁视力的并发症，需要及时有效的治疗。

　　近半个世纪以来，局部激光光凝是经过科学证实的有效治疗糖尿病性黄斑水肿致盲的方法。玻璃体腔内注射药物如抗血管内皮生长因子药物和类固醇已成为新的治疗方法。玻璃体腔内注射与局部激光光凝相比，其优势不仅是可以防止视力下降，还可以促进视力恢复。此外，有关玻璃体腔内注药和激光光凝的联合治疗可作为进一步改善预后的策略。在一些糖尿病性黄斑水肿和晚期增殖期糖尿病视网膜病变的病例中，玻璃体切除术和前膜剥离仍然是治疗的主要手段。

　　糖尿病视网膜病变的治疗已进入一个新的时代，与之前的治疗方法相比，新的治疗方法已实现视力恢复及提高，如玻璃体腔注射抗血管内皮生长因子抗体。然而，在治疗方法繁多的新形势下，每个临床医生都将面临在个案中最适治疗方法的抉择上的难题。本手册基于现有证据，旨在为临床医生管理糖尿病视网膜病变（包括诊断和治疗）提供实用的建议，指导糖尿病视网膜病变从早期阶段至晚期阶段以及致盲阶段的诊疗。本手册还提出了糖尿病视网膜病变的管理和手术方法的新见解，为治疗该疾病提供了更丰富、更新颖的技术参考。本手册的各个章节通过实用的表格和易于阅读的总结来解释疾病的进展，通过对所建议治疗方法的细致描述，帮助眼科医生对治疗策略做出正确选择。

本手册附有大量插图及案例。其中，某些案例包括长期随访的多方面数据，这些数据代表了从诊断开始到药物和手术治疗后随访过程中的临床特征变化。本临床手册涵盖糖尿病视网膜病变所有阶段的临床表现，影像学和治疗策略，旨在向读者提供多种用于管理糖尿病视网膜病变各个阶段的实用建议。

由于时间及作者水平所限，书中难免存在缺陷与不足，敬请本领域专家学者及各位读者斧正。

海军军医大学第一附属医院眼科

沈　炜　宋洪元

2023 年 9 月

缩略语

ACE	血管紧张素转换酶
AGEs	晚期糖基化终产物
ARB	血管紧张素受体阻滞剂
BCVA	最佳矫正视力
BOLT	贝伐珠单抗或激光治疗研究
BRB	血—视网膜屏障
CRT	中央视网膜厚度
CSME	临床上显著的黄斑水肿
CT	脉络膜厚度
CTGF	结缔组织生长因子
CVD	心血管疾病
DCCT	糖尿病控制和并发症试验
DEX	地塞米松
DM	糖尿病
DME	糖尿病性黄斑水肿
DR	糖尿病性视网膜病变
DRCR.net	糖尿病视网膜病变临床研究网络
DRS	糖尿病视网膜病变研究
DRVS	糖尿病视网膜病变玻璃体切除术研究
ERM	黄斑视网膜前膜
ETDRS	早期治疗糖尿病视网膜病变研究

FA	荧光血管造影
FAME	醋酸氟轻松对糖尿病性黄斑水肿的研究
FDA	美国食品和药物管理局
HbA1c	糖化血红蛋白
HDL-C	高密度脂蛋白胆固醇
ICAM-1	细胞间黏附分子-1
ILM	内界膜
IOP	眼压
IRMA	视网膜内微血管异常
IVA	玻璃体腔内注射阿柏西普
IVB	玻璃体腔内注射贝伐珠单抗
IVP	玻璃体腔内注射培加他尼
IVR	玻璃体腔内注射雷珠单抗
IVTA	玻璃体腔内注射曲安奈德
LDL-C	低密度脂蛋白
mETDRS	改良早期糖尿病视网膜病变研究
MPC	黄斑激光光凝术
MVL	中等视觉损失
NPDR	非增殖期糖尿病视网膜病变
NSAID	非甾体抗炎药物
NVD	视盘新生血管
NVE	其他部位新生血管
NVI	虹膜新生血管
NVG	新生血管性青光眼
OCT	光学相干断层扫描
PDR	增殖期糖尿病视网膜病变

PEDF	色素上皮衍生因子
PKC	蛋白激酶 C
PPV	玻璃体切除术
PRN	根据需要
PRP	全视网膜光凝
RAS	肾素—血管紧张素系统
RBX	鲁伯斯塔（PKCβ 抑制剂）
RCT	随机临床试验
RD	视网膜脱离
RPE	视网膜色素上皮细胞
SD-OCT	谱域光学相干断层扫描
T1DM	1 型糖尿病
T2DM	2 型糖尿病
UKPDS	英国前瞻性糖尿病研究
VEGF	血管内皮生长因子
VH	玻璃体出血
VMT	玻璃体黄斑牵引
VTDR	视觉威胁性糖尿病视网膜病变

目 录

第一章

糖尿病视网膜病变的流行病学和病理生理学

1.1 绪论

2015 年国际糖尿病联盟统计，全球有 4.15 亿糖尿病患者。2018 年，美国成人糖尿病患病率约为 10.2%（2680 万例）。2019 年，全球有 420 万人死于这种疾病，卫生保健支出高达 7600 亿美元。在我国，糖尿病患病率从 1980 年的不到 1% 上升到 2013 年的 11.6%，有 1.14 亿人受影响。糖尿病性视网膜病变（diabetic retinopathy, DR）是糖尿病常见的眼部并发症，是工作年龄人群第一位的致盲性疾病。威斯康星州糖尿病视网膜病变的流行病学研究（WESDR）指出，3.6% 的 1 型糖尿病（DM）患者和 1.6% 的 2 型糖尿病患者会面临失明的风险。

1.2　流行病学

据国际糖尿病联合会预测，2030 年糖尿病患者人数将增加至 5.52 亿，发病率将达 7.7%。以前 DM 被认为是发达国家的常见疾病，但随着世界范围内城市化、人口老龄化、不良生活方式和肥胖症的增加，DM 也逐步成为发展中国家重要的公共卫生问题。世界糖尿病人口的 80% 将来自低收入和中等收入国家，其中 60% 来自亚洲。西方大多数糖尿病患者是老年人，但在亚洲，糖尿病发病有低龄化趋势。随着儿童肥胖症发病率的增加，许多年轻人处于 DR 的风险之中。

近年来我国的流行病学调查资料显示，视网膜病变在糖尿病人群中的患病率为 24.7% ～ 43.1%，其中增殖期视网膜病变比例在 3.3% ～ 7.4%。糖尿病黄斑水肿与具有临床意义的黄斑水肿在糖尿病人群中的患病率分别为 5.2% 和 3.5%。荟萃分析结果显示非增殖性糖尿病视网膜病变（NPDR）与增殖性糖尿病视网膜病变（PDR）在总体人群中的患病率分别为 1.3%、1.1%，在糖尿病人群中的发病率分别是 3.5%、19.1%。

1.3　危险因素

DR 的发病机制是多因素的。荟萃分析发现，糖尿病持续时间较长、血糖控制不佳以及高血压是发生 DR 的主要危险因素。其他危险因素包括血脂异常、社会经济状况较差、处于妊娠状态等。糖尿病视网膜病变也可能有与之相关的遗传成分。一些基因位点与 1 型和 2 型糖尿病的发病机制有关。

1.3.1　糖尿病病程

糖尿病的病程与 DR 的发病和进展之间存在明显的正相关关系。几乎所有 1 型糖尿病患者和超过 75% 的 2 型糖尿病患者，在患病 20 年后都会患有某种形式的 DR。年轻时发病的糖尿病患者中，相关的视网膜病变患病率从 3 年时的 8% 逐渐增加到 5 年时的 25%，10 年时的 60%，15 年时的 80%。PDR 的患病率从 3 年时的 0 上升到 5 年的 25%。在 META-EYE 研究中，DR 的总体发病率从 10 年的糖尿病患者的 21.1% 增加到 10～20 年的 54.2%，在 ≥ 20 年的病程中增加至 76.3%。调整已知的危险因素后，发生 DR 的 1 型糖尿病患者的相对危险度从 < 10 年患者的 1.38 增加到 ≥ 20 年患者的 2.69；在 2 型糖尿病患者中，相对风险度从 1.0 增加到 2.45。病程 20 年的 1 型糖尿病患者患有 VTDR 的可能性是病程小于 10 年 2 型糖尿病患者的 8.7 倍。

1.3.2　血糖控制

慢性高血糖是 DR 发生和发展的最重要的可变危险因素。血糖控制不佳可增加糖尿病微血管并发症的发生和发展，而与糖尿病类型无关。在胰岛素依赖型糖尿病患者中，强化血糖控制可使 DR 进展的风险降低 54%，DR 发生的风险降低 76%。

国际专家委员会、世界卫生组织（WHO）和美国糖尿病协会（ADA）建议使用 6.5% 或更高的糖化血红蛋白（HbA1c）水平作为 DM 的诊断标准。糖化血红蛋白 6.5% 的特定临界值是基于 9 项研究的数据汇总得出，这些研究表明，当 HbA1c 数值为 6.5% 时，中度视网膜病变的患病率增加。HbA1c 和 DR

之间存在很强的相关性。

在 1 型糖尿病确诊 10 年后，HbA1c 在 10.2% ～ 11.5% 的患者中 DR 的累计发生率约为 90%。HbA1c 水平为 6.5% ～ 6.9% 的患者 3 年发生 DR 的风险是 HbA1c 水平为 5.0% ～ 5.4% 患者的 2.35 倍。眼病荟萃分析（Meta-Analysis for Eye Disease, META-EYE）研究显示，当 HbA1c 从≤ 7.0% 增加到＞ 9.0% 时，DR 患病率从 18.0% 增加到 51.2%。美国威斯康星糖尿病视网膜病变的流行病学研究（Wisconsin Epidemiologic Study of Diabetic Retinopathy, WESDR）显示，在 1 型糖尿病患者中，HbA1c 值每增加 1%，DR 进展的风险增加 1.21 倍。HbA1c 降低 10%，可降低 43% 微血管并发症的风险。

慢性高血糖会促进氧化应激和增加活性氧的产生，继而引发一系列导致视网膜血管内皮细胞功能障碍的事件。DM 的动物模型在持续性高血糖状态下显示出血管内皮生长因子（vascular endothelial growth factor, VEGF）受体的增加。控制慢性高血糖对于减少糖尿病的微血管和神经元并发症是至关重要的。

1.3.3 高血压

高血压控制不佳会使 DR 恶化，高血压可能是 2 型糖尿病相关 DR 的独立的危险因素。有研究显示，血压＞ 140/90 mmHg 的糖尿病患者与血压≤ 140/90 mmHg 的糖尿病患者相比，DR 的患病率从 30.8% 增加到 39.6%，VTDR 的患病率从 7.60% 增加到 17.63%。收缩压在 125 ～ 139 mmHg 发生 DR 的相对风险为 1.5，收缩压高于 140 mmHg 时相对风险为 2.8。

同时，对于 2 型糖尿病高血压患者，加强血压控制（＜ 150/85 mmHg）后 34% 的患者可显著降低视网膜病变恶化的风险。糖尿病视网膜病变的早期治疗研究（Early Treatment Diabetic Retinopathy Study, ETDRS）分级三行以上的恶化发生率会降低 47%。然而，研究结束后血压控制不维持时，这种风险降低并没有持续。尽管在许多试验中，加强控制 2 型糖尿病患者的血压是有益的，但在 1 型糖尿病相关 DR 中的效果尚不确定。

高血压加重 DR 的机制尚不清楚，高血压糖尿病患者发生 DR 的风险较高。糖尿病和高血压都是内皮功能障碍的独立危险因素。高血压可能会导致视网膜血管自动调节受损，特别是在血糖升高的情况下。高血压可能会促进糖尿病引起的与损伤相关的氧化应激和炎性反应。如果同时存在高血压，糖尿病视网膜病变将进展得更快。调节血压的肾素—血管紧张素—醛固酮系统（包括血管紧张素 II）参与促进 DR 的微血管变化。血管紧张素 II 不仅具有强大的促小动脉血管收缩作用，还能刺激 VEGF 的分泌。

1.3.4 肥胖

许多研究报道，较高的体重指数（BMI）是 DR 的危险因素之一。中心型肥胖或腰围较大是 1 型糖尿病患者发生 DR 的独立危险因素。BMI 和颈围与 DR 的发病及其严重程度有关，肥胖使 DR 的风险增加 3 倍。数据表明，肥胖（男性的体重指数为 31.0 kg/m^2，女性为 32.1 kg/m^2）增加了 DR 的严重程度并加速其进展，但这一结果在统计学上并无显著性。

肥胖为 DR 危险因素的病理生理机制尚不清楚。在动物糖尿病模型中，炎性反应和促血管生成标志物随着肥胖而上调。肥胖也与高脂血症和高血压有关，而这些本身就是 DR 的危险因素。在胆固醇水平 ≥ 4.0 mmol/L 的糖尿病患者中 VTDR 的发病率更高，且总血清胆固醇与 DME 发病率较高有关。非诺贝特是一种降甘油三酯药物（在许多情况下与他汀类药物联合使用），使用该药物治疗 2 型糖尿病，患者 4 ~ 6 年后 DR 的发展减少 30% ~ 40%，其机制尚不清楚，发挥作用与血脂水平无关。非诺贝特是一种过氧化物酶体增殖物激活受体（PPAR-α 激动剂），具有抗炎和抗氧化性能。它可以促进抗氧化酶的表达和活化，如超氧化物歧化酶和谷胱甘肽过氧化物酶，抑制白细胞淤滞和视网膜血管渗漏。PPAR-α 激动剂也可抑制 VEGFR2 的表达并下调 VEGF 的表达。

1.3.5 社会经济状况

健康差异可能与收入水平差异有关。但是，收入水平对糖尿病的全面影响尚不清楚。许多因素如生活方式，健康行为和医疗保健系统的使用都会产生影响。发展中国家较高收入的群体可能更倾向于久坐的生活方式，并且具有更高热量的饮食习惯，因此比收入相对较低的人更易肥胖。

1.3.6 其他风险因素

尽管 HbA1c，血压和血清总胆固醇是发生 DR 的重要可变风险因素，但它们仅占很小的比例（约 10%）。其他因素还包括睡眠呼吸暂停综合征，非酒精性脂肪肝疾病，血清催乳素和同型半胱氨酸水平异常等。

1.4 病理生理学

DR 的典型临床表现反映了视网膜血管损伤的后遗症，包括视网膜出血（图 1–1），视网膜水肿（图 1–2），静脉串珠（图 1–3），视网膜微血管异常（图 1–3），静脉回路（即眼底照片显示静脉袢，图 1–4），视网膜血管阻塞（图 1–3 和图 1–5），视网膜新生血管（图 1–5 和图 1–6），玻璃体出血（图 1–5 和图 1–6）和视网膜脱离（图 1–7）。这些变化的病理生理学是复杂的。最近的研究表明，慢性高血糖引起炎性反应和氧化应激均促进许多相互关联的生化过程，最终导致微血管和神经元功能障碍。糖尿病的动物模型中会出现炎性反应相关基因表达的增加。

氧化应激可能是触发糖尿病相关微血管和神经元并发症的基本机制。高血糖可通过促进多元醇途径诱导氧化应激（多余的葡萄糖转化为山梨糖醇和果糖）；增加炎性反应相关基因的表达；激活蛋白激酶 –C（PKC）；增加己糖胺途径的合成和过度激活，葡萄糖自身氧化，晚期糖基化终产物（AGEs）的积累和 AGEs 受体（RAGEs）的激活；激活细胞色素 P450 单加氧酶和一氧化氮合酶。AGEs 和 RAGEs 在 Müller 细胞的激活和细胞因子的产生中起重要作用。目前尚不清楚糖尿病患者中线粒体活性氧增加的确切机制。在高血糖环境中，蛋白质与还原糖进行连续的非酶促糖基化以形成 AGE，该步骤伴随氧自由基生成反应。

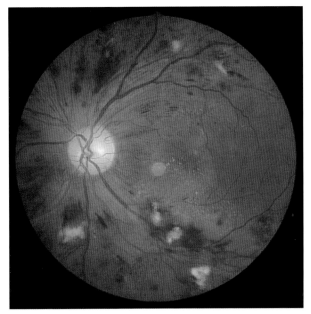

图 1-1　一例严重非增殖期糖尿病视网膜病变的视网膜内出血，神经纤维层梗塞和视网膜内脂质的眼底

　　注：神经纤维层梗塞为眼底边界欠清的黄白色病灶，也称软性渗出，视网膜内脂质为黄斑中心凹处脂质性硬渗出。

　　AGE 与 RAGE 的结合引发了一系列反应，导致微血管并发症的发生。可溶性 RAGE（sRAGE）是 AGE-RAGE 的抑制剂，可防止 AGE-RAGE 介导的微血管损伤。

　　白细胞沉着以及白细胞与血管内皮的粘附是炎性反应的主要部分并被认为是糖尿病性血管病变的主要成因。视网膜内皮上粘附分子（细胞内粘附分子 -1，ICAM-1）表达增加与白细胞上整联蛋白表达增加有关。白细胞淤滞导致内皮细胞损伤和死亡，毛细血管无灌注，局部缺血和视网膜血管渗漏导致的血—视网膜屏障破坏。在缺乏细胞 ICAM-1 的小鼠或白细胞整合素 CD18

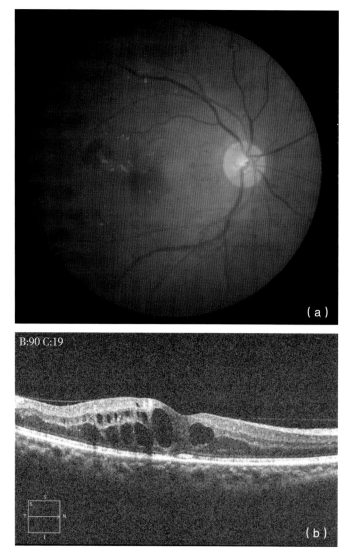

图 1-2　糖尿病引起的黄斑水肿

注：（a）彩色眼底照片，显示与黄斑水肿有关的中度非增殖期糖尿病视网膜病变。（b）光学相干断层扫描（OCT）显示囊样黄斑水肿。

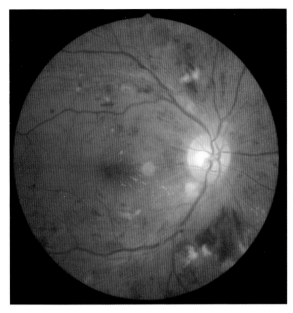

图 1-3　**严重的非增殖性糖尿病视网膜病变**

注：显示视网膜内微血管异常，闭塞视网膜小动脉（也被很多学者称为"棉绒斑"和静脉串珠的眼底照片。

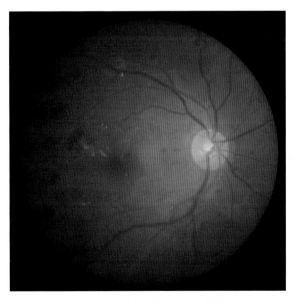

图 1-4　**眼底照片显示静脉袢**

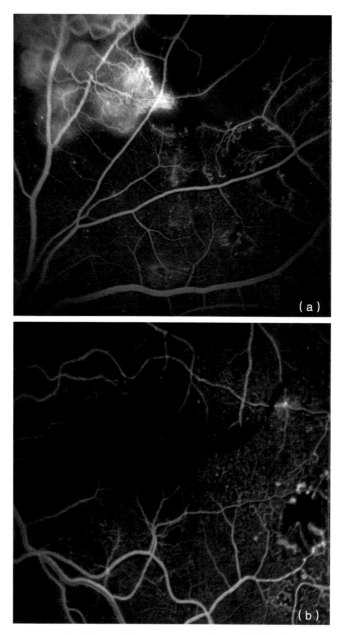

图 1-5　荧光造影显示无灌注区和新生血管形成

注：荧光血管造影照片显示了广泛的视网膜血管无灌注区域，伴有荧光素染料渗漏的视网膜新血管形成和阻止荧光灌注的玻璃体出血区域。视网膜血管无灌注区往往边界清晰，长期的无灌注（缺血缺氧）可导致新生血管的形成。

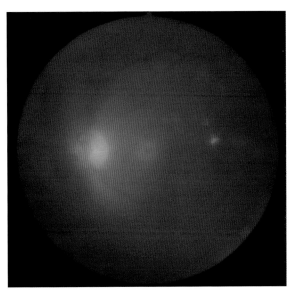

图 1-6　眼底照片显示视神经乳头部视网膜新生血管形成引起的玻璃体积血

注：该患者玻璃体积血明显，已遮挡眼底，但仍可看出视乳头表面的新生血管膜，通过眼底血管造影检查已被证实。

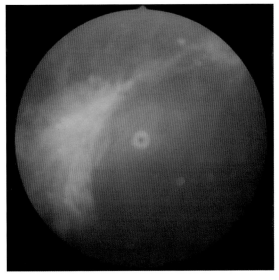

图 1-7　眼底照片牵引性视网膜脱离

注：牵引性视网膜脱离的眼底照片显示未经治疗的增生性糖尿病视网膜病变引起纤维血管增生的黄斑。随着视网膜新血管形成，逐渐获得纤维组分和收缩特性。

的基因敲除小鼠中发现视网膜毛细血管损伤和血管通透性降低。缺血进一步促进了 AGEs 的作用，并促进了促炎因子，一氧化氮，VEGF 和血管紧张素 Ⅱ 的释放。VEGF 是最有效的血管活性细胞因子，可上调 ICAM-1 并导致内皮细胞紧密连接功能障碍和血管通透性增加。血—视网膜屏障的内、外部均受到损害，促进视网膜新生血管和 DME。PDR 似乎与玻璃体中的 VEGF 水平直接相关；然而，DME 可以在 DR 的任何阶段看到，并不一定在每个 PDR 患者中都可见。这一事实表明，其他途径，或许涉及炎性反应的途径，可能在一定程度上导致了水肿和严重局部缺血。糖尿病持续性轻度炎性反应导致肿瘤坏死因子 -α（TNF-α）水平升高，这也促进了白细胞淤滞。在糖尿病患者的玻璃体液中存在 TNF-α 水平的升高。血浆 TNF-α 水平与 DR 的严重程度相关。TNF-α 的阻断降低白细胞淤滞，抑制血—视网膜屏障破坏，并降低 ICAM-1 的表达。

DR 传统上被认为是微血管疾病；然而，新的证据表明视网膜神经退行性改变先于微血管改变。谷氨酸是视网膜中主要的兴奋性神经递质，在糖尿病的细胞外空间异常升高。它导致了"兴奋性毒性"，即一种在突触后神经元中导致神经细胞凋亡的细胞内钙应答失控，尤其在视网膜神经节细胞中，导致未患有 DR 患者的眼内神经纤维层变薄。另外，在 Müller 细胞中发现有胶质纤维酸性蛋白异常表达的反应性改变。

一些神经视网膜功能改变（暗适应，多焦视网膜电图和色觉辨认障碍）比结构性微血管改变如微动脉瘤和斑点印迹出血更早出现。神经元和血管破坏可能并行发生。外层视网膜的血液供应大部分来自于脉络膜循环，与其相比，内层视网膜的血液供应明显更少。因此糖尿病引起的灌注改变主要影响内层视网膜神经元。

在血糖控制不佳的糖尿病大鼠视网膜中，促炎介质，白细胞介素 -1β，TNF-α，ICAM-1 和血管细胞粘附分子 -1 水平升高，且这些分子即使有良好的血糖控制也未能恢复正常水平。视网膜炎性介质的这种不可逆性改变与临床观察结果一致，即使血糖控制正常，DR 仍存在。

1.5 总结

　　糖尿病视网膜病变仍然是世界老龄人口失明的主要原因。DM 和 VTDR 患病率在世界范围增加，特别是在亚洲。糖尿病持续时间长，血糖控制不佳以及高血压是发生 DR 的主要风险因素。DR 的病理生理学是多因素的和复杂的。目前，严格的血糖控制可能是降低 DR 发生率和进展的最佳方法。

第二章

非增殖期糖尿病视网膜病变

2.1 临床概述

2.1.1 临床表现

非增殖期糖尿病视网膜病变（NPDR）的特征是在散瞳眼底检查中发现的微血管和视网膜内变化,包括点状微动脉瘤出血、硬性渗出、棉绒斑、微动脉瘤、视网膜内微血管异常（IRMA）和静脉串珠样改变。非增殖期和增殖期糖尿病视网膜病变都可导致黄斑水肿。

微动脉瘤是 DR 的典型早期特征,表现为毛细血管壁向外膨胀,终末小动脉及小静脉管壁内周细胞选择性缺失后的局部扩张。微动脉瘤直径范围为 $25 \sim 100\ \mu m$,主要位于后极部,更常见于黄斑区（图 2–1）。根据血管壁扩张程度的区别分为两种类型的微动脉瘤：梭形（一侧血管壁扩张）和囊状（两

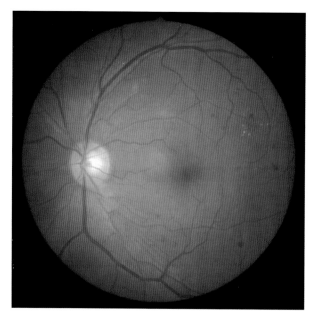

图 2–1　DR 底部：彩色眼底照相显示位于黄斑的微动脉瘤和小出血

注：微动脉瘤和小出血相比,病灶更小,边界清晰,具体数量需通过 FFA 明确。

侧血管壁扩张）微动脉瘤。在 DR 的早期阶段，微动脉瘤通常是无症状的，根据血糖控制的情况其临床表现也不同。散瞳眼底检查可明确有无微动脉瘤，通过荧光素血管造影（FFA）可以进一步明确微动脉瘤的数量（图 2-2）。

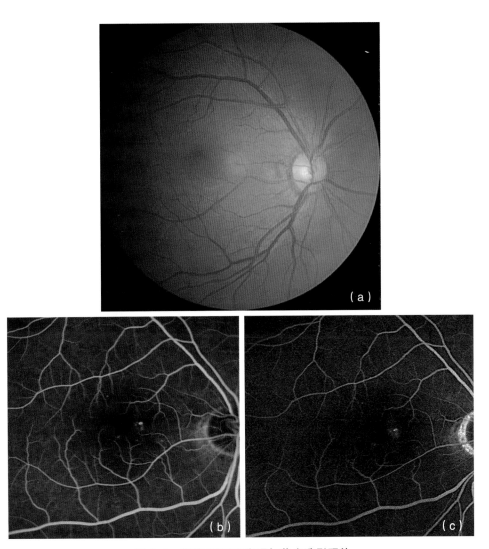

图 2-2　**轻度 NPDR 彩照与荧光造影照片**

注：（a）轻度 NPDR 的彩色照片。（b）（c）FA 的后续阶段显示与微血管瘤有关的早期点过量荧光，在后期泄漏增加。

在不同程度的 NPDR 中可发现视网膜内出血由微动脉瘤破裂（视网膜内点状出血）引起，与 IRMAs 和毛细血管渗漏有关。根据出血的外观和位置，可以分为火焰状出血和点状出血，火焰状出血位于神经纤维层，出血沿视网膜表面的神经纤维走行，点状出血位于内核层和内外丛状层，出血垂直于视网膜表面走行（图 2-3，图 2-4）。

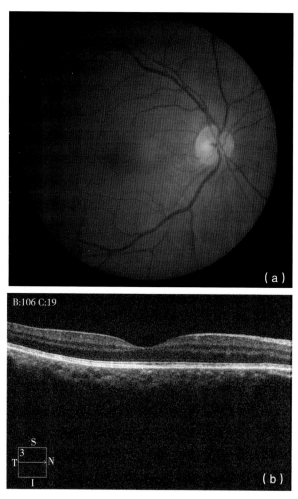

图 2-3　轻度 NPDR 出血点

（a）彩色照片显示了轻度 NPDR 小出血点。（b）OCT 水平扫描显示大致正常的视网膜切片。

注：因轻度 NPDR 小出血点不处于黄斑区，如果进行黄斑区的水平扫描则无异常表现。

硬性渗出为黄色蜡样视网膜内脂质，通常位于后极部，继发于血管渗漏。临床上，硬性渗出呈簇状排列，且经常围绕一个或多个微动脉瘤，呈典型环状分布（图2-4）。当环状渗出集中在黄斑中心凹处时，可呈现黄斑星芒状图案。临床上典型糖尿病性黄斑水肿（DME）可以在视网膜增厚区边界观察到硬性渗出，是其标志性改变。

棉绒斑呈灰色病灶，边界不清，存在于神经纤维梗死灶内。其位置与神经纤维层平行，毗邻血管（图2-4，图2-5）。棉绒斑的形成是由于轴浆流中断，导致细胞质碎片堆积和神经末梢肿胀。

静脉串珠样改变是静脉管径的改变，包括局灶性静脉扩张，弥漫性静脉扩张和静脉环形成。局灶性静脉扩张多发生于严重NPDR的毛细血管阻塞区和IRMAs区域，弥漫性静脉扩张和静脉环（图2-6）是高血糖状态后的静脉自动调节功能障碍引起的。

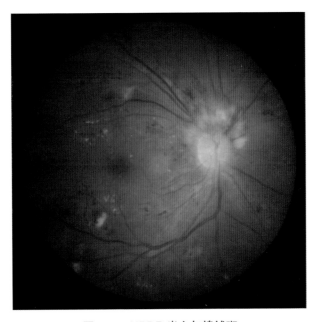

图2-4 NPDR出血与棉绒斑

注：后极彩色照片显示外部火焰状出血，深斑点印迹出血，以及上黄斑区的初始渗出物。

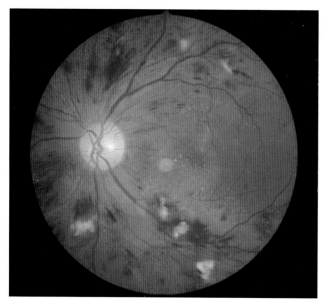

图 2-5   伴棉绒斑的 NPDR

注：单纯眼底彩照往往无法发现 NPDR 是否存在视网膜无灌注区，需进行造影检查明确。

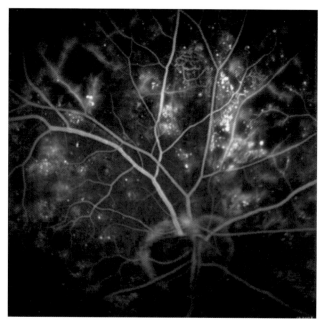

图 2-6   FFA 示上方视网膜异常血管网，不合并其他视网膜病变，无荧光素渗漏

视网膜内微血管异常是指分流血管邻近的非灌注区后存在扩张毛细血管，扩张后的毛细血管生长在神经视网膜内，常伴有硬性渗出，渗漏和出血。分流血管的生长与无灌注区的存在有关，因此，IRMA 的检测是 NPDR 的重要预测指标。

严重的 NPDR 可表现为为后极部大范围出血、棉绒斑、血管迂曲扩张、视网膜组织的急性梗死（图 2-7，图 2-8）。

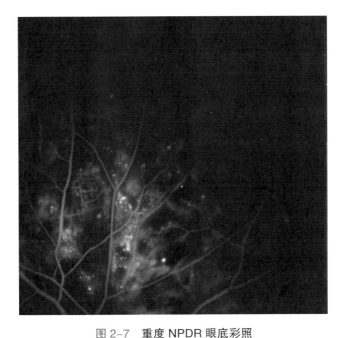

图 2-7　**重度 NPDR 眼底彩照**

注：可见大片出血，后极部的棉绒斑及血管迂曲。

2.1.2　NPDR 的分类

非增殖期糖尿病视网膜病变可以根据进展的严重程度分为不同的阶段。

1981 年，糖尿病视网膜病变研究小组（DRS）根据已有的 Airlie House 分类，提出了一种广泛应用的 DR 分类，通过 7 张标准视网膜 30° 眼底照片病变表现对糖尿病视网膜病变的严重程度进行分类。这一分类方法基于疾病

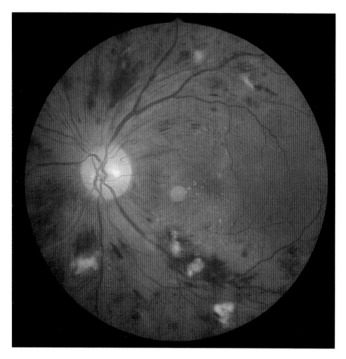

图 2-8 **严重 NPDR**

注：在基线处，彩色照片在视盘下方显示数个棉绒斑点，提示视网膜组织的急性梗塞。当病变血管为毛细血管前小动脉时，眼底可见片状边缘呈绒毛状的白色混浊，即"棉绒斑"。

严重程度的三个阶段，包括无 DR，NPDR 和 PDR，以及 11 个严重程度级别。NPDR 阶段，分为 6 个不同严重程度：非常轻度的 NPDR，轻度的 NPDR，中度的 NPDR（包括两个不同的阶段），重度的 NPDR 和非常重度的 NPDR（表 2-1）。ETDRS 研究表明，重度 NPDR 在 1 年和 5 年内进展为高危 PDR 的可能性较高，分别约为 15% 和 56%，而非常重度的 NPDR 在 1 年和 5 年内进展为高危 PDR 的可能性分别约为 45% 和 71%。

上述分类方式被视为"金标准"，虽然内容详尽，但日常临床实践常出现难以记忆和分类复杂的情况。因此，在不同国家建立了不同的简化分类，以帮助医生对 DR 严重程度进行更好的分类。由于多重分类标准进行的研究所得出的数据难以比较，所以需要对 DR 严重程度分类进一步标准化。

表 2-1　根据 DRS 计划修改的 NPDR 严重程度分类

严重程度	散瞳眼底检查所见
很轻微 NPDR	仅微动脉瘤
轻度 NPDR	硬性渗出物，棉绒斑和 / 或轻度视网膜内出血
中度 NPDR	分为两个严重等级 A. 视网膜 4 个象限中度出血或 1 个象限严重出血 B. 1 ～ 3 个象限中存在轻度 IRMA
中度 NPDR	分为四个严重等级 A. 中度 NPDR 的严重程度（第 47 级） B. 任一象限存在轻度 IRMA C. 2 ～ 3 个象限存在视网膜严重出血 D. 1 个象限中可见静脉串珠
重度 NPDR	分为四个严重等级 A. ≥ 2 级中等 NPDR 水平（47 级） B. 任一象限存在严重的视网膜出血 C. ≥ 1 个象限中度至重度 IRMA D. ≥ 2 个象限静脉串珠样改变
很严重 NPDR	重度 NPDR 的任意两级

因此，2003 年美国眼科学会（AAO）在糖尿病视网膜病变研究小组研究和威斯康星州糖尿病视网膜病变流行病学研究（WESDR）的基础上提出了一项新的标准化分类。基于散瞳眼底检查结果，这一新的量表将 DR 分为五个阶段：无明显 DR，轻度 NPDR，中度 NPDR，重度 NPDR 和 PDR。因此，NPDR 在临床上只包括三种严重程度（轻度，中度和重度，表 2-2）。

AAO 分类对于 DR 严重程度的标准化分类可以协助眼科医生进行临床决策，评估 NPDR 进展为 PDR 的风险。与 DRS 研究组的方案相比，AAO 分类的主要变化在于认识到视网膜内微血管异常和静脉串珠样改变是 NPDR 快速进展到 PDR 的强预测因素。在之前的分类中，硬性渗出和棉绒斑被认为是轻度 NPDR 的重要表现。随后发现视网膜内微血管异常和静脉串珠样改变对 DR 进展的预测价值高于硬性渗出和棉绒斑，所以在后续的分类方案中不再提及硬性渗出和棉绒斑。

表 2-2 按照 AAO 方案修改的 NPDR 严重程度分类

严重程度	散瞳眼底检查所见
轻度 NPDR	仅微动脉瘤
中度 NPDR	不仅存在微动脉瘤，还存在轻于重度 NPDR 表现
重度 NPDR	出现以下任何 1 个表现，但尚无 PDR 4 个象限中所有象限均有多于 20 处的视网膜内出血 在 2 个以上象限有静脉串珠样改变 在 1 个以上象限有显著的视网膜内微血管异常

目前，AAO 对 NPDR 的分类方案可以帮助视网膜专家更加有效地对 DR 眼底病变表现进行分类，并用标准化方法评估数据。

2.1.3 NPDR 的非典型形式

1971 年 Lubok 和 Makley 首次将 3 例 1 型糖尿病患者双侧视盘肿胀定义为糖尿病性视乳头病变（diabetic papillopathy, DP）。后来，这一定义也被其他作者用于描述一过性视盘水肿的病例报告，在大多数中病例中仅伴有轻微的视力损害并自发消退。目前 DP 定义为 1 型和 2 型糖尿病患者的单侧或双侧急性视盘水肿，通常无症状，很少或没有明显的视盘功能障碍，一般自发消退并有良好的视觉预后。DP 的典型征象包括视盘充血性肿胀，边缘模糊和放射状的毛细血管扩张（图 2-9）。典型的 DP 与较小的杯盘比有关，可发生在糖尿病性视网膜病变不同阶段，并且在某些情况下伴有黄斑水肿。

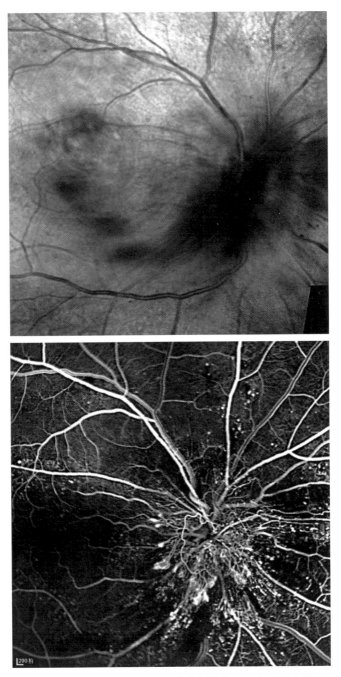

图 2-9 **糖尿病性乳头状病变：乳头旁径向毛细血管的血管病变**

注：糖尿病性视乳头边界欠清，视环较小。

DP 的发病机制目前尚不清楚。一些学者认为 DP 是视盘缺血的一种形式，类似于前部缺血性视神经病变（anterior ischemic optic neuropathy, AION），并且推测 DP 可能代表即将发生但尚未表现临床症状的 AION。另外一种看法是认为 DP 的发病机制属于视乳头周围放射状毛细血管的病变。视乳头表层及视乳头周边表层放射状毛细血管的局部盘状微血管病变可能与 DP 发病机制相关。放射状毛细血管长于其他视网膜毛细血管网，直接连接大口径动脉和大静脉，没有吻合。有证据表明，放射状毛细血管因其特殊的解剖学特性对血流损伤的高度敏感性，如糖代谢异常或高血压损伤。血流减少导致局部无灌注，将引起内皮细胞急性代谢失调和水肿性毛细血管病。

DP 和水肿性毛细血管病的干预主要在于预防，例如有效的血糖控制并避免血糖急剧下降。这两种疾病往往是自限性疾病，可自行缓解，因此不需要特殊治疗。玻璃体腔注射曲安奈德和球旁注射倍他米松，通过其抗水肿和抑制血管生成作用，可改善视力和视盘水肿。玻璃体腔注射贝伐单抗（IVB）已经用于治疗与 DP 和水肿性毛细血管病相关的黄斑水肿，可以帮助恢复视力。

2.2　诊断工具

散瞳眼底检查基本足以诊断 NPDR 的不同程度及预判其向更严重程度发展的可能。根据视网膜病变的程度，患者应进行常规评估，以获得 DR 的早期识别和及时处理。眼底照相，荧光素血管造影（FA），光学相干断层扫描（OCT）和超声成像是日常临床实践中常用的重要诊断工具。

2.2.1　眼底照相

自 1976 年以来，多中心临床试验常规进行眼底照相以记录 DR 的发生和进展，并使用标准化方法对疾病的不同程度进行分类。使用数字照片取代以往胶片图像，在临床活动和研究领域都发挥了重要作用。彩色眼底照片可以使用立体或非立体技术，拍摄不同的广角区域（如 30°或 60°），甚至可以通过一张照片获得视网膜超广角（200°）成像，相比传统 7 张照片合成 75°视野范围有了很大进步。

DR 在所有阶段的自然病程都可以通过眼底照片记录，在下次访视时进行监测和比较，特别是对于不需要治疗只需要密切随访和适当全身控制的早期 NPDR 患者。

2.2.2　荧光素血管造影

荧光素血管造影（FA）是众所周知的诊断 DR 工具，它可以识别和追踪视网膜无灌注区和新生血管形成区域以及血管通透性异常（图 2-10）。

虽然与眼底彩照相比，FFA 可以对微动脉瘤检出率高（图 2-11），但对于轻度和中度 NPDR，通常不需要进行 FFA 检查，因为散瞳眼底照相足以进行诊断。糖尿病控制与并发症试验（DCCT）研究表明，与眼底照相比，FFA 未被建议用于检测和管理 DR 的早期变化。

对于重度 NPDR，FFA 可记录血管直径改变、视网膜内血管异常和视网膜无灌注区（图 2-12），并可用于鉴别和随访进展到威胁视力的 PDR。即使早期治疗糖尿病视网膜病变研究表明，重度 NPDR 的患者发展为高风险 PDR 的可能性更高，但随机临床试验的结果证实，重度 NPDR 患者的随访不需要 FFA，彩色眼底照片可以明确随访这一阶段的 DR 患者。

在 PDR、DME 和缺血性黄斑病变中 FFA 的作用是必不可少的。

2.2.3　超声检查

眼部超声检查多用于介质混浊（如致密性白内障或玻璃体出血），部分或完全不可见的眼底检查。彩色多普勒成像是使用超声波对眼眶血管进行血流动力学评估的另一种方法。对球后血管进行分析，以评估不同的参数，如血管阻力，收缩期和舒张期血流速度。

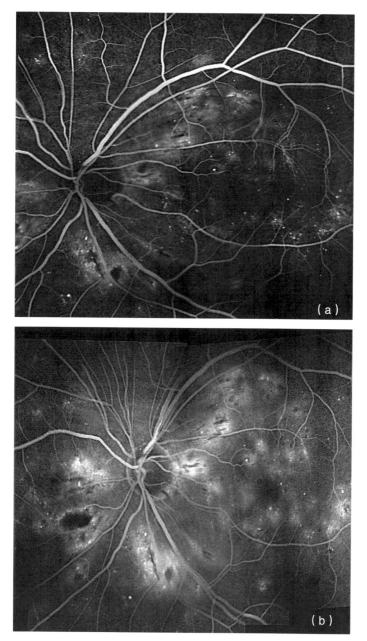

图 2-10　NPDR 中的早期和晚期 FFA 表现

注：（a）为 NPDR 中的早期表现，（b）为晚期表现。图中点状高荧光为微动脉瘤，可见视网膜无灌注区及血管通透性改变引起的荧光素渗漏。

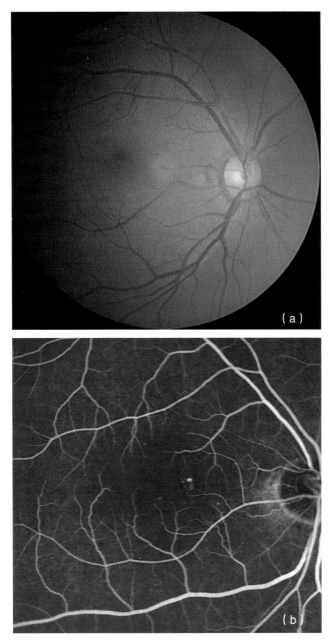

图 2-11 **微动脉瘤的彩照和荧光造影**

注：微动脉瘤在眼底造影时可被清晰显示。（a）彩色眼底图像记录的极少数微动脉瘤。FA图像（b）显示黄斑区更多的高荧光点即微动脉瘤。

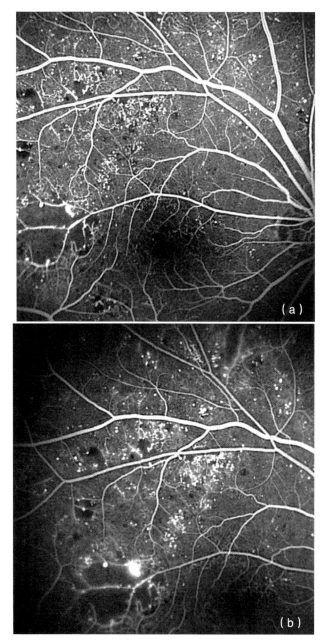

图 2-12　**重度 NPDR 荧光造影**

注：IRMA 为视网膜微血管异常，为重度 NPDR 的典型体征。（a）在早期 FA 图像中检测 IRMA 和视网膜无灌注区域。在 FA 后期（b），可检测到 BRB（血—视网膜屏障）破坏继发的弥漫性强荧光。

2.2.4 光学相干断层扫描

光学相干断层扫描（OCT）是广泛应用于黄斑和视神经病变的无创检查。光谱域（SD）-OCT可以对视网膜内外层进行详细检查，包括光感受器和脉络膜。

FFA和SD-OCT的联合使用加深了人们关于DR视网膜形态的认知（图2-13，图2-14）。DR微动脉瘤在OCT和FA检查中也呈现出了很高的相关性。OCT在DR中的最大用途是识别DME和监测治疗效果，评估视网膜中央厚度（CRT，图2-15）。在NPDR患者中，非糖尿病患者和无任何DR表现的糖尿病患者之间无显著差异。脉络膜厚度测量是一种最新的成像方法，它可以对脉络膜的厚度进行评估。研究显示，通过对不同程度DR的患者脉络膜厚度的测量发现，NPDR患者和非糖尿病对照者之间在中心凹下脉络膜厚度无显著差异。

最初用于研究青光眼的视盘周围神经纤维层和神经节细胞复合体的分析方式，实际上也是一种广泛应用于DR的分析模式。

2.2.5 其他辅助检查

自适应光学扫描激光检眼镜（adaptive optics scanning laser-ophthalmoscope, AOSLO）是一种新型的、非侵入性的成像系统，能够对人类视网膜进行高分辨率成像。用AOSLO可以分析NPDR的微观变化，识别光感受器的结构完整性、毛细血管变化以及微血管瘤的发生和发展。

多焦视网膜电图（multifocal electroretinogram, mERG）可用于检测尚未出现临床症状的NPDR和DR的早期功能异常。

图形视觉诱发电位（pattern visual evoked potentials, P-VEP）可以发现早期DR患者潜伏期增加，可能是视网膜神经节细胞损伤的早期标志。

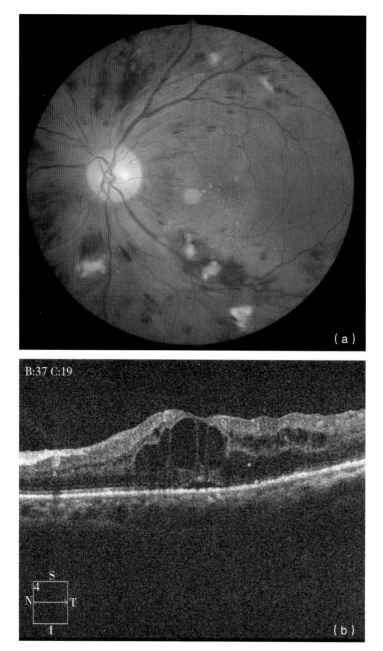

图 2-13　黄斑水肿的眼底照和 OCT

注：眼底照相（a）显示中央凹区域的膨胀性病变。OCT 水平扫描（b）突出了视网膜内液体临时存在于中央凹 OCT 在 DME 的检查中不可替代，不仅可以定性，还可以定量。

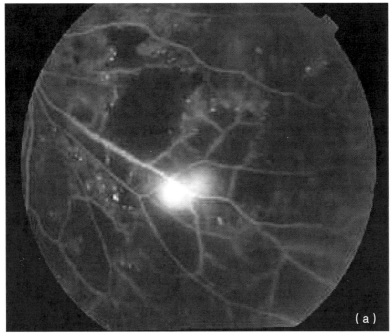

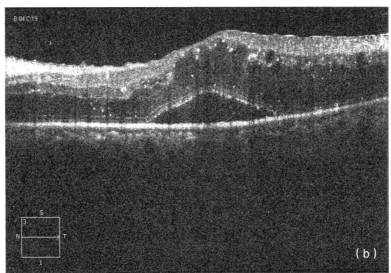

图 2-14 患者荧光造影与 OCT 联用

注：糖尿病患者视网膜缺血的 FA 构架（a）显示早期视网膜前新生血管继发的超荧光点（箭头），与 OCT 不同的相应黄斑状况相关联（b）。视网膜前新生血管在眼底血管造影早期即可见高荧光，且随着时间延长渗透明显。

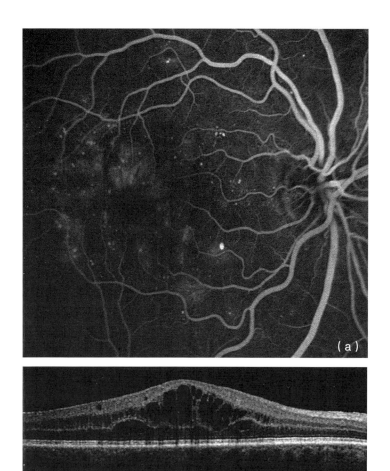

图 2-15　对黄斑水肿的评估

注：该 DME 为视网膜内颗粒层囊样水肿。（a）视网膜 FA 图像显示视网膜周边区域的视网膜血管受损，中度缺血和弥漫性 BRB（血—视网膜屏障）破坏。（b）OCT 水平扫描检测到大的中央视网膜内囊肿和视网膜内层厚度的减少。

2.3　目前疗法

目前还没有治疗糖尿病视网膜病变的方法，因此建议患者通过改变生活方式和优化血糖控制等方式来控制危险因素。尽管如此，糖尿病视网膜病变仍可能在发病后持续发展。

可用于降低糖尿病视网膜病风险的预防性手段包括严格控制血糖，血压和血脂水平。多项临床试验证明，控制血糖可以降低糖尿病视网膜病变的发生和进展，同时抗高血压治疗也会减缓视力下降和视网膜病变进展。此外，研究报告显示发生糖尿病视网膜病变的风险与血脂升高和血脂异常直接相关，因此降脂药也是减缓糖尿病视网膜病变进展的另一种有效手段。

迄今为止，许多通路被认为与 DR 的发展有关。因此，已经开发了专注于病理生理学方法的次要策略。在本章中，我们将探讨其中某些途径，如肾素—血管紧张素系统（RAS）的阻断和蛋白激酶 C（PKC）抑制剂的使用。

2.3.1　主要干预措施

2.3.1.1　血糖控制

血糖水平可能是糖尿病视网膜病变发展的最重要的预测因素。不同的随机临床试验证实了这一假设，严格的血糖控制可以降低糖尿病并发症的发生和进展，如视网膜病变。在两项多中心临床试验，糖尿病控制与并发症研究（Diabetes Control and Complications Trial, DCCT）和英国前瞻性糖尿病研究（UK Prospective Diabetes Study, UKPDS）中研究了血糖控制水平与糖尿病微观并发症发生之间的关系。

在 DCCT 研究中，1441 例 1 型糖尿病患者被随机分配接受常规或强化胰岛素治疗，经过 6 年的随访，强化治疗的患者（中位 HbA1c 7.2%）与常规治疗的患者（中位 HbA1c 9.1%）相比，糖尿病视网膜病变的发生率和进展率分别降低了 76% 和 54%。其他研究分析了 2 型糖尿病患者血糖控制的重要性，得出类似的结论。在 UKPDS 中，3867 名新诊断的 2 型糖尿病患者被随机分组以接受常规或强化治疗，接受强化治疗的一组结果显示微血管异常减少25%，需要激光光凝处理的患者减少了 29%。

在糖尿病干预和并发症流行病学研究（Epidemiology of Diabetes

Intervention and Complications, EDIC）中，DCCT 研究结束后相关长期观察数据显示，尽管 HbA1c 值逐渐均衡，但在接受强化治疗的患者组中，糖尿病视网膜病变进展的发生率低于之前接受常规治疗的患者。这些数据强调了从疾病开始时就保持严格的血糖控制的重要性。

即使这些研究显示出严格血糖控制的优势，其也可能产生严重的副作用，如糖尿病视网膜病变的早期恶化。在 DCCT 中，强化治疗患者中有 13.1% 发生了糖尿病视网膜病变的早期恶化，而常规胰岛素治疗患者中仅有 7.6%。但是，在 18 个月内此影响消失，并且不会造成严重的视力下降。发生这种并发症风险较高的患者基线 HbA1c 水平较高，6 个月内 HbA1c 水平降低更快。因此，选择一种缓慢降低血糖水平的治疗方法非常重要。

目前糖尿病治疗的目标可以概括为"目标血糖控制"。糖尿病的治疗包括生活方式改变，体育锻炼、医学干预及营养治疗，这些治疗需要联合使用以实现血糖控制。

目前 1 型糖尿病（T1DM）的治疗是基于正常胰岛素分泌基准，通过胰岛素泵持续皮下注射胰岛素或每天多次注射胰岛素，以达到对控制血糖的目的。同时患者应根据食物摄入量和运动情况计算合适的胰岛素注射剂量。对于 2 型糖尿病（T2DM）患者，如果仅通过改善生活方式无法将血糖控制在正常范围，则需进行药物干预。治疗方法包括循序渐进地增加不同种类的药物，以达到最佳的控糖目标。

糖尿病治疗药物种类众多。糖尿病患者可以使用短效胰岛素来代替餐后生理性胰岛素分泌，长效胰岛素可调节基础血糖控制。对于 2 型糖尿病患者，一般初次使用二甲双胍调节血糖，其可减少肝脏葡萄糖的产生。格列酮类是胰岛素增敏剂，可使葡萄糖利用率增加。磺酰脲类和格列奈类则可促进胰岛素分泌。α - 葡萄糖苷酶抑制剂和阻止葡萄糖从胃肠道吸收的胆汁酸多价螯合剂也是可选的糖尿病治疗药物。此外有两类新药，即肠促胰素模拟物和肠促胰岛素增强剂，其可促进肠激肽 GLP-1 和 GIP 作用。联合应用多种不同作用机制药物可以各种组合的形式以获得最佳血糖控制目标。

2.3.1.2　血压控制

高血压是糖尿病患者常见的合并症，长期以来一直被认为是糖尿病视网膜病变发生的风险因素。高血压是视网膜血管调节能力受损的主要原因，甚至会导致血管内皮损伤。高血压还会引起糖尿病患者血管内皮生长因子（VEGF）及其受体表达的增加。

大量随机临床试验表明，血压是影响糖尿病视网膜病变发生发展的重要因素。UPDUKS 研究也提示了血压控制对于糖尿病视网膜病变的影响。将 1048 例高血压患者随机分为强化血压控制组（＜ 150 / 85 mmHg）和非强化血压控制组（＜ 180 / 105 mmHg），平均随访 9 年。与常规治疗组相比，强化血压控制组糖尿病视网膜病变进展风险下降34%，血压下降 10 mmHg 时视力下降 3 行的风险下降47%，需接受视网膜激光光凝治疗的患者数量减少 35%。在这项研究中，强化血压控制获益超过了严格血糖控制。

肾素—血管紧张素系统（renin-angiotensin system, RAS）在血管损伤及血管张力的调节中起到重要作用。有证据表明肾素—血管紧张素系统（RAS）可能在糖尿病视网膜病变的发病机制中起重要作用。糖尿病患者的血清 ACE 水平显著升高，针对糖尿病患者 ACE 基因多态性的研究发现，其与糖尿病视网膜病变的发病率和严重程度之间有明显的相关性。糖尿病患者的视网膜 RA 活性增强。AngII 可以上调 VEGF、PDGF、bFGF 和其他促进血管新生生长因子等，导致内皮细胞功能紊乱，进而引起视网膜血管渗漏，参与糖尿病视网膜病变的发生和进展。动物模型的研究表明，阻断RAS具有视网膜的保护作用。基于这些原因，RAS 系统阻断药物具有独立于其降压作用之外的视网膜病变预防作用。

在 EUCLID 研究（EURODIAB Controlled Trial of Lisinopril in Insulin-

Dependent Diabetes Mellitus）中，正常血压、无蛋白尿的 T1DM 患者用赖诺普利治疗 2 年，并评估 ACE 抑制剂对糖尿病视网膜病变进展的影响。结果发现该治疗方式并未改变糖尿病视网膜病变发生率，但使糖尿病视网膜病变进展减少了 50%，从 NP 糖尿病视网膜病变进展到 P 糖尿病视网膜病变概率降低 80%。由于患者在基线时血压正常，这项研究表明 ACE 抑制剂的作用机制独立于其降低血压的作用。

DIRECT 研究（Diabetic Retinopathy Candesartan Trial）纳入 5231 名患者，旨在确定血管紧张素受体阻滞剂（ARB）坎地沙坦对糖尿病患者视网膜病变发生和进展的影响。在 4 年随访期间，对于 1 型 DM 患者，治疗组糖尿病视网膜病变的发病率和进展降低；但在 2 型糖尿病患者中，治疗组仅发现糖尿病视网膜病变进展减缓。因此，血管紧张素 II 受体拮抗剂类药物可减少 DR 发生风险，且可改善轻中度的 DR。

RAS 研究（Renin–Angiotensin System Study, RASS）针对 1 型糖尿病患者寻找阻断 RAS 系统后糖尿病视网膜病变进展减慢的证据，并进一步证明 RAS 阻断剂可减缓 T1DM 和 T2DM 患者糖尿病视网膜病变的发生和进展。在 RASS 中，223 名血压正常的 1 型糖尿病患者被分为三组，分别接受 20 mg qd 的 ACE 抑制剂依那普利，每日 100 mg 的 ARB 氯沙坦或安慰剂。基线时，34% 的患者没有视网膜病变，58% 的患者合并早期 NP 糖尿病视网膜病变，9% 患者有中度 / 重度 NP 糖尿病视网膜病变。随访 5 年后，仅有 25% 的依那普利治疗组和 21% 的氯沙坦治疗组患者眼底病变进展，而接受安慰剂的患者有 38% 眼底病变进展。

以上研究表明，对于糖尿病病程超过 6 年的 T1DM 患者，特别是合并高血压或糖尿病肾病等情况，可考虑如坎地沙坦等 RAS 抑制剂。对于 T2DM 患者，糖尿病视网膜病变早期患者应考虑 RAS 抑制剂。

糖尿病患者血压控制目标是将收缩压降至 130 mmHg 以下、舒张压降至 80 mmHg 以下。对于儿童，目标是将血压控制在相应的年龄血压的 90%。目前，在糖尿病患者抗高血压药物选择方面存在争议。从既往临床试验结果提示 ACE 抑制剂和 ARBs 更有益，特别是在控制糖尿病视网膜病变进展、保护肾脏功能、预防心血管并发症等方面。

2.3.1.3　降脂疗法

证据表明血脂异常在糖尿病患者的视网膜病变和黄斑水肿发展中起到重要作用。ETDRS 研究分析了 2709 名患者的血脂水平，发现甘油三酯、低密度脂蛋白和极低密度脂蛋白水平升高与视网膜硬性渗出和视力减退风险增加之间存在明显关联。

ACCORD 研究纳入了 1593 例参与者，接收每天 160 mg 非诺贝特联合辛伐他汀或安慰剂联合辛伐他汀治疗，评估 4 年间糖尿病视网膜病变进展或视网膜激光治疗、或玻璃体切除手术治疗需求的影响。研究发现 4 年间非诺贝特组糖尿病视网膜病变进展率为 6.5%，安慰剂组则为 10.2%；同时联合非诺贝特治疗相比于单用辛伐他汀对于延缓糖尿病视网膜病变进展存在有利影响。

CARDS 研究（Collaborative Atorvastatin Diabetes Study）中招募了 2830 例 T2DM 患者，每日服用阿托伐他汀 10 mg 或安慰剂。该试验未能发现协同治疗组患者糖尿病视网膜病变的进展显著减轻；但证实他汀治疗组患者所需激光治疗相比对照组减少。CARDS 存在一定局限性：首先仅 35% 的患者收集了基线视网膜状况；此外，并未对糖尿病视网膜病变患者视网膜情况进行临床分级。因此，他汀类药物对糖尿病视网膜病变的作用目前仍在争议。他汀类药物有效但可能治疗效果有限，仍需要有关大剂量他汀类药物作用的其他证据。

FIELD 研究（Fenofibrate Intervention and Event Lowering in Diabetes）发现，降脂治疗可以预防和减少糖尿病视网膜病变相关的视力下降的风险。在这项临床试验中招募了 9795 名 2 型糖尿病合并血脂异常的患者，其在基线时未接受他汀类药物治疗，观察其每日使用 200 mg 非诺贝特对视网膜血管的影响，结果显示，非诺贝特治疗组（200 mg/d）患者的首次激光治疗需求较安慰剂组减少 31%；FIELD 眼科子研究显示，DME 患者采用非诺贝特治疗，较安慰剂显著减少 DR 进展。另一项纳入 1012 名患者的研究中，非诺贝特组与安慰剂组相比，在随访 5 年中发现患者需要接收激光治疗的视网膜病发生率从 5.2% 下降到 3.6%。这一结果指出非诺贝特可降低糖尿病患者接受眼底激光治疗的发生率，并预防糖尿病视网膜病变患者的病情进展。非诺贝特在调节脂代谢紊乱、炎性反应、氧化应激、血管新生和细胞凋亡等方面有一定作用，可能与改善 DR 的发生、发展相关。

血脂异常是心血管疾病的重要危险因素。糖尿病患者应保持 LDL-C 血清水平 < 100 mg/dL，HDL-C 水平 > 40 mg/dL（女性 > 50 mg/dL）、甘油三酯水平 < 150 mg/dL。因此，高危糖尿病血脂异常患者联合应用贝特类药物和降低低密度脂蛋白类药物对治疗很重要。美国糖尿病协会的建议所有诊断有心血管疾病（CVD）合并血脂异常的糖尿病患者，或无心血管疾病但 40 岁以上，且合并有一种或多种 CVD 风险因素的患者立即接收他汀类药物治疗。对于伴有严重心血管疾病的患者，则需要应用高剂量他汀类药物控制使 LDL-C 水平 < 70 mg/dL。

2.3.2　次要干预

2.3.2.1　蛋白激酶 C 抑制剂

在糖尿病患者中高血糖可活化多种代谢途径。蛋白激酶 C（PKC）是丝氨酸 / 苏氨酸激酶家族成员之一，广泛分布于人体组织细胞，参与多种生命活动，如蛋白磷酸化、信号传递、细胞增殖和分裂、跨膜离子转运等。研究显示在糖尿病累及的组织中 PKC 表达增高，如视网膜、周围神经系统、肾脏和心脏。PKC 是胰岛素级联式信号传导下游中的一个环节，可调节胰岛素的信号传递。二酰甘油是 PKC 在体内的主要激活物。糖尿病早期，由高血糖引起二酰甘油生成增加，进而激活 PKC。而 PKC 的活化在糖尿病视网膜病变的进展中具有重要作用，可以介导多种血管活性物质、生长因子等对血管组织产生一系列不良反应，如内皮损伤、血管通透性增加、平滑肌收缩和增殖、单核—巨噬细胞粘附、基底膜沉积和增厚等。因此，目前 PKC 抑制剂在糖尿病视网膜病变的治疗中应用前景广阔。两项 IV III 期临床试验研究了选择性 PKC-β 抑制剂鲁伯斯塔（RBX）的治疗效应。

在 PKC- 糖尿病视网膜病变研究中，252 名基线为中度至重度 NPDR 的糖尿病患者随机接受口服 RBX（8 mg、16 mg 或 32 mg）或安慰剂。经 3 年随访，该临床试验未能证实该疗法对延缓 DR 进展的疗效，但在接受 32 mg RBX 治疗的患者组中，中度视力丧失（MVL）的风险降低。PKC-DRS2 试验招募了 685 名基线处于中度至重度的 NPDR 糖尿病且至少有单眼未接受过全视网膜激光光凝术（PRP）治疗的患者。这些患者接受 32 mg/ 日 RBX 治疗，3 年随访后发生持续性中度视力丧失的风险降低 40%。此外，经 RBX 治疗的患者中度和中度视力丧失发生率仅为 5.5%，而安慰剂组为 9.1%。

PKC- 糖尿病研究指出了应用 RBX 治疗的优越性：首先，用 RBX 治疗的患者的视力改善率为 4.9%，而安慰剂组为 2.4%；同时两组视力下降的发生率也有差异（治疗组为 6.7%，安慰剂组为 9.9%）。此外，RBX 在延缓黄斑水肿进展方面有积极作用（治疗组为 68%，安慰剂组为 50%），需要激光治疗的发生率也有差异（在 RBX 治疗组中需要激光治疗的频率减少 26%）。即使在随访期间必须接受局部格栅样光凝治疗黄斑水肿，该研究称在接受激光治疗的同时接受 RBX 治疗的患者比接受安慰剂的患者中度和重度视力下降概率更低。

在这两项研究中，RBX 均显示出较好的安全性：患者耐受性良好，仅有少数副作用如轻度胃肠道症状。因此，口服 RBX 对非增殖期糖尿病视网膜病变患者的积极作用在于减少视力丧失和黄斑水肿的进展。在 PKC-DRS2 试验中，有作者研究了 RBX 对视力下降 6 年后的影响，接受 RBX 长期（5 年）

治疗的患者严重和中度视力下降的比例比接受较短期 RBX 治疗（仅 2 年）的患者降低。

2.4 筛查与治疗

2.4.1 筛查

糖尿病视网膜病变的早期诊断、早期治疗可显著降低失明的风险，部分糖尿病视网膜病变或黄斑水肿的患者可能无症状，因此，必须重视且积极开展 DR 筛查并及时管理。

眼底筛查在 DR 发生和发展的早期诊断中的发挥重要作用。但目前近50% 的糖尿病患者没有进行过扩瞳眼底筛查，半数糖尿病患者在未接受任何治疗的情况下丧失视力。美国眼科学会（AAO），美国糖尿病协会（ADA）和美国眼视光学协会（AOA）建议对糖尿病患者每年进行常规散瞳眼底检查。但也有研究表明，每年筛查眼底医疗成本较高，减少检查频率（如两年检查一次）可以降低成本，并保证筛查质量。然而每年进行眼底筛查确实降低了DR 的发病风险。据此，目前仍推荐糖尿病患者每年进行眼底检查，及早发现眼部合并症。此外，根据患者的年龄、糖尿病的类型、糖尿病病程、血糖控制程度以及妊娠情况等，推荐筛查的时间可不同。眼部检查项目主要包括视力、眼压、房角、虹膜、晶体和眼底等，观察微血管瘤、视网膜内出血、硬性渗出、棉绒斑、视网膜内微血管异常、静脉串珠、新生血管、玻璃体积血、视网膜前出血、纤维增生等。

糖尿病相关眼病防治多学科中国专家共识建议，内科医师采用免散瞳眼底摄片筛查 DR，同时建议内科医师和有经验的眼科医师共同阅片。部分糖尿病患者瞳孔过小和（或）患有白内障，免散瞳眼底照片的拍摄质量常不达标，这时应转诊至眼科进一步检查明确眼底情况。

在儿科患者中，PDR 发生较少，而 NPDR 最为常见。有数据显示，儿童视网膜病变的发生率从法国的 4.5% 到坦桑尼亚的 22% 不等。因此国际儿科和青少年糖尿病协会建议年龄 > 11 岁患儿在糖尿病病程 2 年后每年进行眼底筛查，年龄 > 9 岁的患儿在病程 5 年后每年进行眼底筛查（表 2-3）。也有其他研究对患儿眼底筛查的时间、初次筛查的年龄、以及筛查频率有不同建议。总之，对儿童糖尿病患者必须定期进行眼底检查，并进行生活方式宣教。

表 2-3　根据糖尿病类型、年龄、病程、及妊娠状况的筛查频率建议

年龄/岁	DM 类型	建议第一次筛查时间	无 DR 患者的建议筛查频率	诊断 DR 后的眼底检查频率
> 9	1	DM5 年后	每年	由眼科医师酌情决定
> 11	1	DM2 年后	每年	由眼科医师酌情决定
成人	2	诊断后	每年	由眼科医师酌情决定
计划妊娠的女性	1 或 2	妊娠前	不适用	不适用
孕妇	1 或 2	诊断为妊娠时	每间隔 3 个月/新症状发生时立即	每间隔 1 个月/新症状发生时立即

注：来自国际儿科和青少年糖尿病学会，美国眼科学会（AAO），美国糖尿病协会（ADA）和美国眼科协会（AOA）的修订建议。

对于一般的 2 型糖尿病患者，应在确诊糖尿病后立即进行眼底筛查，如果没有 DR 表现，则后续每年复查眼底。如果诊断为 DR，则后续随访间隔时间应缩短，由眼科医师根据具体情况决定。一般来说，轻度 NPDR 患者每年

1 次，中度 NPDR 患者每 3 ～ 6 个月 1 次，重度 NPDR 患者及 PDR 患者应每 3 个月 1 次。

妊娠可以加速 DR 的进展。女性应在妊娠前进行眼底筛查。妊娠期间，既往不存在 DR 的糖尿病患者，应每 3 个月进行扩瞳眼底筛查，而对于存在 DR 的糖尿病患者，则应在孕期每月进行随访。一旦出现任何视觉症状，应对糖尿病孕妇立即进行眼底检查

随着智能科技的进步，人工智能（artificial intelligence，AI）在 DR 的筛查和分级诊断方面展现出了巨大潜力。目前，AI 算法不但能诊断 DR，还能根据严重程度具体分级，将其分类为无或中、重度或危及视力的 DR。但由于该研究领域涉及多学科的知识交汇和深度融合，目前仍存在数据标准化、临床评价统一化等问题。

2.4.2 视网膜激光光凝治疗

糖尿病视网膜病变研究（Diabetic Retinopathy Study, DRS）发表了第一项随机多中心临床试验的结果，该试验评估了视网膜激光光凝治疗对 1742 例重度 NPDR 或 PDR 患者的观察结果。患者的单眼视力不低于 0.2，并随机在一只眼中进行直接（direct）和播散性视网膜激光光凝术治疗（scatter photocoagulation）结果发现，在高危 PDR 中，播散性视网膜激光光凝治疗可使严重视力丧失（定义为连续 2 次或 2 次以上视力 < 5/200）的风险降低 50%，两年后治疗组和对照组严重视力丧失的发生率分别为 26% 和 11%。在重度 NPDR 的患眼中，发生严重视力丧失的比例明显较低，但仍可出现视野缺损，视力下降，暗适应能力下降，夜间驾驶困难等情况。然而，这项大型临床试验的结果并未明确证明视网膜激光光凝是否对疾病早期阶段患者有效，如严重的 NPDR。

早期治疗糖尿病视网膜病变研究（ETDRS）研究了早期视网膜激光光凝治疗 DR 是否有效。研究纳入了轻度 NPDR 至早期 PDR 的 3711 名患者，视

力不低于 0.1，随机分到视网膜激光光凝治疗组（散射或局灶性）或观察组。结果表明，早期进行播散性视网膜激光光凝治疗可使患眼发生严重视力丧失的风险部分下降：随访 5 年后，治疗组和观察组的严重 PDR 的发生率分别为 2.6% 和 3.7%。而在轻度至中度 NPDR 中，两组严重 PDR 的发生率区别更低。因此，早期光凝获益不大，对于轻度至中度 NPDR 不推荐视网膜激光光凝治疗。不过，若 NPDR 或早期 PDR 较为严重，在严重 PDR 发生之前进行播散性视网膜激光光凝获益较大。ETDRS 研究数据进一步分析表明，早期进行播散性视网膜激光光凝可降低严重视力丧失的风险，特别是对于严重 NPDR 或早期 PDR 的老年 2 型糖尿病患者。

目前，也可将激光治疗与玻璃体内注射抗 VEGF 药物联合用于存在黄斑水肿的患者（图 2-16）。

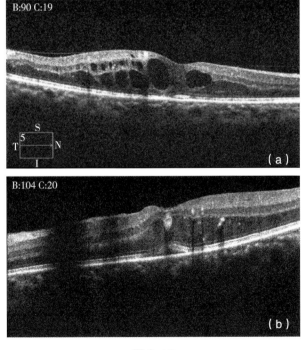

图 2-16

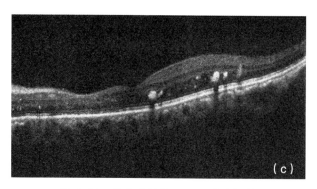

图 2-16 黄斑水肿抗 VEGF 治疗评估

注：（a）22 岁长期持续 IDDM 控制不良女性的 OCT 图像显示临床上显著的黄斑水肿。（b）第一次玻璃体内注射雷珠单抗 1 个月后，视网膜显示解剖改善，黄斑水肿消退（OCT 扫描）。3 个月后，部分黄斑水肿复发，OCT 扫描（c）可见视网膜内液体。OCT 扫描显示的白色颗粒状物质为硬性渗出，较难消退。

2.5 新进展

DR 的早期阶段可出现神经功能障碍，涉及神经血管单元相关的不同类型细胞，会导致微循环异常。糖尿病患者的视网膜出现相应的 DR 病理学改变前，即可出现典型的神经退行性改变，如胶质细胞活化和凋亡。DR 病理生理学的最新进展突出了神经保护在预防和减缓 NPDR 进展中的重要作用。

一项多中心、前瞻性、双盲 II－III 期随机对照试验正在招募患者评估两种神经保护药物溴莫尼定和生长抑素的局部应用在阻止或延缓 NPDR 的发、进展中的作用。溴莫尼定是 α-2- 肾上腺素能激动剂，具有降低眼压的作用，目前用于青光眼的治疗。有研究显示其具有神经保护活性。生长抑素是一种抑制垂体释放生长激素的下丘脑因子。临床试验发现生长抑素 I 在糖尿病视网膜病变中的有局部益处，其机制包括神经调节通路，血管生成抑制和离子转运系统。

包括激素在内的其他药物在 NPDR 中的作用正在研究之中。但其结果仍存在一定争议。醋酸奥曲肽是一种人工合成的生长抑素类似物，能够阻断生长激素。一项小型随机临床试验中的研究结果显示醋酸奥曲肽可减轻 DR 的程度。另一项小型研究中，皮下注射奥曲肽并未显示出任何显著益处。多中心随机对照研究进行了奥曲肽微球每 4 周给药 1 次用于中度至重度 NPDR 或低风险 PDR 患者的临床试验并持续 2 年。初步研究结果发现其有部分不良反应，包括腹泻、低血糖、胆石症。

羟苯磺酸钙主要是作用于毛细血管的内皮细胞层和基底层，调节和改善毛细血管的通透性和柔韧性，增加毛细血管壁的抵抗力，降低血液及血浆黏稠度，纠正白蛋白 / 球蛋白比值，从而防止血栓形成。芪明颗粒由黄芪、葛根、地黄、枸杞子、决明子、茺蔚子、蒲黄、水蛭组成，具有益气生津、滋养肝肾、通络明目的功效。从中西医结合的角度，多项临床研究发现芪明颗粒联合羟苯磺酸钙治疗 NPDR 可以提高临床总有效率，降低血糖指标，恢复视力水平，通过调节体内的多种组织因子的表达以抑制血管的新生，同时改善体内多种氨基酸的代谢以缓解胰岛素抵抗，从而控制病情。

膳食补充剂相关研究也正在进行中。有研究评估基线和治疗 6 个月后膳食补充剂对视觉功能（最佳矫正视力）和解剖结构产生的变化（使用 OCT 和黄斑色素光密度评估）。近年来对 DR 病理生理学的研究进展突出了神经保护在预防或阻止 NPDR 进展中的主要作用。

第三章

糖尿病性黄斑水肿

3.1 临床概述

3.1.1 临床研究结果

糖尿病性黄斑水肿（DME）是因后极部视网膜液体和硬性渗出物积聚而形成的视网膜增厚，在散瞳眼底检查中可以被具象立体地观察到。黄斑水肿源于血—视网膜屏障的损害，即基于毛细血管通透性增加和血管渗漏增加的病理生理机制（图 3-1）。它是一种在 NPDR 和 PDR 中均可发生的威胁视力的并发症。

微血管瘤是最常见的病变形态，并被认为是液体和脂质渗漏的主要来源（图 3-2）。硬性渗出是 DME 的典型表现，在临床上，硬性渗出的存在表明当前或既往的 DME 病程（图 3-3）。渗出的液体由水，蛋白质和脂质组成，且通常会聚集在视网膜的外丛状层（OPL）中。其中渗出的液体和蛋白质可被邻近的视网膜色素上皮细胞和血管重新吸收，而脂质可仍存留在 OPL 中，形成在显微镜下显著的硬性渗出。

玻璃体黄斑界面异常如视网膜前膜（ERM）或玻璃体黄斑牵引（VMT）也可在显微镜下被观察到，并被 OCT 检查证实（图 3-4）。在不同的眼病中，ERM 既可能是特发性疾病，又可能是继发性疾病。在显微镜下，早期的 ERM 表现为典型的"玻璃纸样"反光，其在 OCT 上的特征为视网膜表面上方的纤薄高反射条带。晚期的 ERM 则可见明显玻璃体黄斑病变如黄斑水肿，黄斑褶皱和血管屈曲等。

术后黄斑囊样水肿是一种常见于近期接受过眼部手术的糖尿病患者的并发症。发生晶状体囊袋破裂或人工晶状体脱位的复杂性白内障摘除，常会引起这种威胁视力的并发症。其眼底血管造影的特征与 DME 类似，但不具有黄斑水肿的"花瓣样"荧光积存和视盘的染色。

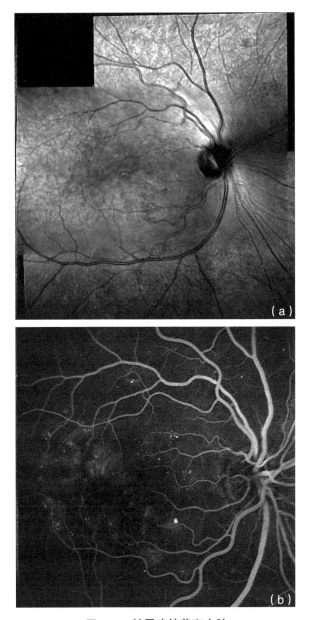

图 3-1 **糖尿病性黄斑水肿**

注：（a）显示 FA（早期帧）后极的黄斑水肿不明显。（b）FA（晚帧）囊样黄斑水肿。黄斑囊样水肿的 FA 影像，静脉期会出现典型的"花瓣样"强荧光渗漏以及染料潴留，是由于 Henle 纤维在黄斑区呈放射状排列，导致微囊样点状渗漏也沿着 Henle 纤维排列的方式潴留，故而出现"花瓣样"外观。

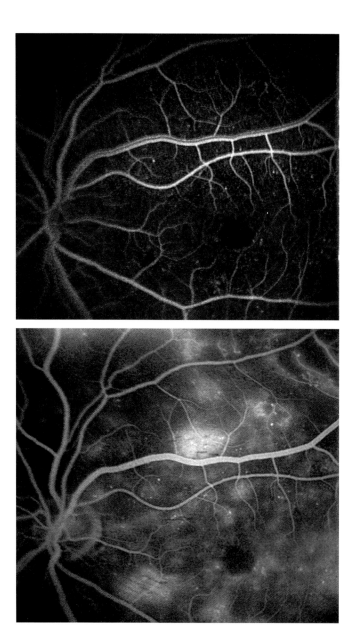

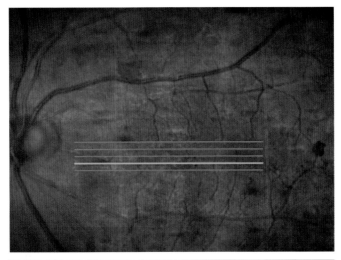

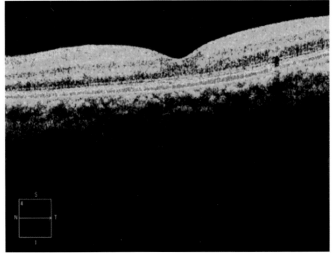

图 3-2　**糖尿病性微血管瘤**

注：视网膜微血管瘤瘤体可见橘红色，呈圆形，并逐渐增大，周围可见渗出水肿，影响黄斑，可引起视力下降。（a）　FA（早期帧）显示散在中央凹上方和下方的多个渗漏性微动脉瘤。（b）FA（晚帧）显示微动脉瘤渗漏引起的周边高荧光。（c）（d）OCT 与红外图像结合显示了视网膜厚度的保留。OCT 图像将微动脉瘤清晰地显示为囊状圆形结构。

慢性黄斑水肿可导致板层或完全性黄斑裂孔的形成，也可引起继发于视网膜内囊样变性的融合破裂和视网膜色素上皮衰竭的视网膜劈裂（图 3-5）。

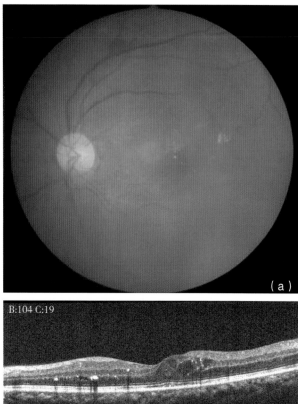

图 3-3　糖尿病性视网膜硬性渗出

注：硬性渗出物为黄白色沉积物，与糖尿病性黄斑水肿的发生密切相关，由脂蛋白从视网膜毛细血管渗漏到细胞外视网膜间隙引起。（a）彩色眼底显示视网膜增厚，伴有硬性渗出物和临床显着的糖尿病性黄斑水肿。（b）OCT 联合红外图像显示位于视网膜内层的视网膜内囊肿，相邻的视网膜内高反射点与硬性渗出物一致。

小结

DME 的显微镜下表现包括与微血管瘤和硬性渗出相关的视网膜增厚。玻璃体黄斑界面异常包括视网膜前膜和玻璃体黄斑牵引。术后黄斑囊样水肿是一种常见于近期接受过眼部手术的糖尿病患者的并发症。

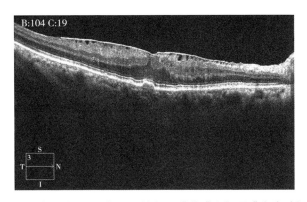

图 3-4　牵拉性 DME 与明显的视网膜前膜和视网膜内囊肿相关

注：视网膜前膜为视网膜内面的血管性纤维增生膜，发生黄斑视网膜前膜，简称黄斑前膜。

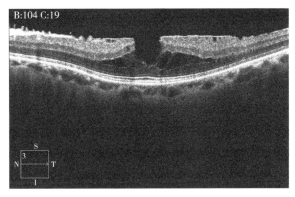

图 3-5　水平扫描显示与视网膜内囊肿相关的视网膜前膜和颞侧区域的玻璃体视网膜牵引

注：板层黄斑裂孔是位于黄斑区视网膜神经上皮层部分组织缺损的疾病，无全层缺损，黄斑囊样水肿是板层黄斑裂孔形成的重要原因。

3.1.2　显微镜下 DME 的分类

早期治疗糖尿病视网膜病变研究（ETDRS）将具有以下特征之一的黄斑水肿定义为临床上显著的黄斑水肿（CSME）：中心凹 500 μm 范围以内的视网膜增厚；在中心凹 500 μm 范围以内与邻近视网膜增厚相关联的硬性渗出；在中央凹的一个视盘直径的距离内存在一个视盘或更大面积的视网膜增厚区（表 3-1，图 3-6）。ETDRS 对 CSME 的定义主要基于临床检查，而不是荧光血管造影或视敏度特征。此外，ETDRS 将部分硬性渗出也定义为 CSME，即使其可能不伴有视网膜的增厚。

表 3-1　1985 年提出的 ETDRS 对临床严重黄斑水肿（CSME）的修改定义
如果出现以下任何临床发现，则定义为临床严重黄斑水肿（CSME）：
中心凹 500 μm 范围以内的视网膜增厚
在中心凹 500 μm 范围以内与邻近视网膜增厚相关联的硬性渗出
在中央凹的一个视盘直径的距离内存在一个视盘或更大面积的视网膜增厚区

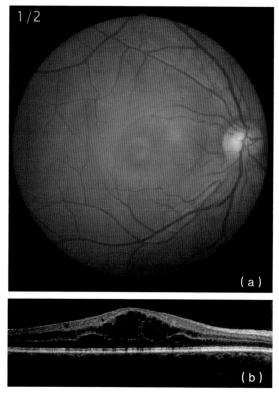

图 3-6　临床显著的黄斑肿

注：（a）彩色眼底摄影显示临床上显著的黄斑水肿，伴随视网膜增厚。（b）OCT 显示囊样黄斑水肿。

ETDRS 对 CSME 的定义主要根据临床检查，而不是荧光血管造影或视敏度特征。此外，即使无视网膜增厚，ETDRS 也将出现硬性渗出物定义为 CSME。

2001 年，美国眼科学会提出了一种新的 DME 简化分类，即 DME 的临床严重度分级。DME 被定义为任何类型的视网膜增厚或后极部的硬性渗出物。DME 的严重度根据视网膜增厚和黄斑中心内的硬性渗出物的位置划分。轻度 DME 定义为远离黄斑中心的后极部视网膜增厚和硬性渗出，视网膜增厚和硬性渗出累及黄斑中心的为重度黄斑水肿，中度 DME 中视网膜增厚和硬性渗出接近黄斑但未涉及黄斑中心（表 3-2）。

表 3-2　美国眼科学会（2001）DME 临床严重度分级

DME 临床严重度分级	临床表现
轻度	远离黄斑中心的后极部视网膜增厚和硬性渗出
中度	视网膜增厚和硬性渗出接近黄斑但未涉及黄斑中心
重度	视网膜增厚和硬性渗出累及黄斑中心

更进一步对 DMR 的分级基于眼底血管荧光造影和 OCT 检查。

近年来，有一种新的方法分析了 DME 的不同类型，并提供了每种情况的最佳治疗方案。根据该方法，DME 可通过显微镜检查分为三类：血管源性、非血管源性和牵引性（表 3-3）。在血管源性 DME 中，视网膜增厚明确与微血管瘤渗漏区域和硬性深处丛状或环状分布区域相关。在非血管源性 DME 中，弥漫性视网膜增厚范围内仅有少量微血管瘤或硬性渗出。在牵引性 DME 中，视网膜厚度与 ERM 或 VMT 的存在相关。在三种情况下所提出的治疗方案是不同的，并且推荐的治疗算法见章节 3.4.1。

表 3-3　美国眼科学会（2001）DME 临床严重度分级

DME 类型	临床表现
血管性	视网膜增厚明确与微血管瘤渗漏区域和硬性深处丛状或环状分布区域相关
非血管性	弥漫性视网膜增厚范围内仅有少量微血管瘤或硬性渗出
牵拉性	视网膜厚度与 ERM 或 VMT 的存在相关

小结

1985 年由 ETDRS 提出临床上显著的黄斑水肿的定义，且被广泛应用至今。这种定义方法基于散瞳眼底检查，无须其他进一步检查。后期其他简化的分类标准也被陆续提出。

3.2　诊断工具

3.2.1　荧光素血管造影

荧光素血管造影（FA）在 DME 的诊断和随访中具有关键作用。它能够识别血管通透性和渗漏增加的区域以及视网膜缺血区域（图 3-7）。渗漏可能源于血—视网膜屏障（BRB）的破坏并引起液体在黄斑视网膜内丛状层积聚。血—视网膜内屏障主要由血管内皮细胞与神经胶质细胞之间的紧密连接复合体形成，血—视网膜外屏障主要由视网膜色素上皮细胞（包括桥粒和闭锁带）之间的紧密连接构成。当液体渗出的速度超过 BRB 清除这种渗液的能力时，即出现黄斑水肿。

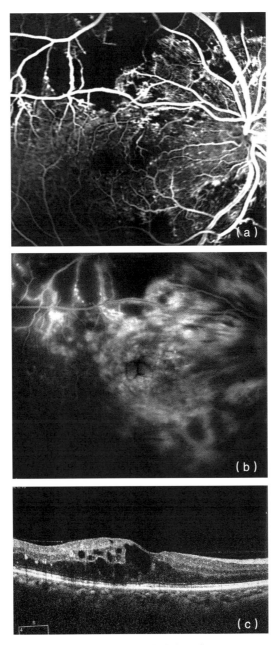

图 3-7 黄斑水肿的荧光造影

注：FA 早期（a）和晚期（b）显示与弥漫性黄斑水肿相一致的血—视网膜屏障破裂。（c）SD-OCT，水平扫描显示视网膜厚度增加，与小视网膜下脱离和视网膜内囊肿相关。FA 晚期可见弥漫性黄斑水肿。

根据血管造影检查，DME 被分为两种形式：局灶性和弥漫性。在局灶性 DME 中，可以发现边界清晰的源于微血管瘤且被硬性渗出环绕的局部渗漏区（图 3-8）。在弥漫性 DME 中，由于血—视网膜内屏障的损害，出现边界不清的广泛渗漏而不伴有散在硬性渗出（图 3-9）。血管造影对渗漏类型的分析在激光治疗的选择（局灶或格栅样光凝）和最终预后中起着重要作用。DME 的发病机制主要被认为是视网膜血管起源。然而，1975 年提出视网膜色素上皮细胞（RPE）可能的作用。非视网膜血管渗漏性 DME 被认为是一种不典型的 DME，其主要病理性改变来源于 RPE 和视网膜下间隙。提出了一种由 RPE 引起的弥漫性的晚期渗漏，但在 FA 上没有任何明确的囊样空间，这可能与血—视网膜外屏障的损害有关。

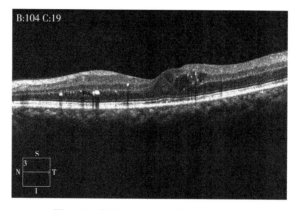

图 3-8 轻度 NPDR 患者的基线成像

注：这里指的是黄斑局灶性水肿。OCT 显示视网膜厚度有限增加，在颞下区更明显，与视网膜内液和硬性渗出物相关。硬性渗出出现在水肿吸收过程中，多沉积在水肿和水肿组织的交界处，其形态可为环形、弧形，其渗出源多位于环或弧的中心。

长期以来，传统的 FA 一次只能看到 30° 的视网膜。如今，随着视网膜成像领域的创新性进展，已开发出新的超广角荧光血管造影仪，可对周边视网膜进行更详细的分析，在某些情况下一次成像可达到 200° 的范围。

FA 在识别黄斑区和周边缺血性改变方面具有独特的作用。缺血性黄斑病变在 FA 中表现为早期黄斑毛细血管无灌注和中心凹无血管区的扩大，以及晚期相应的渗漏。目前，DME 病理生理学的新见解强调了 DME 发展中外周无灌注区。

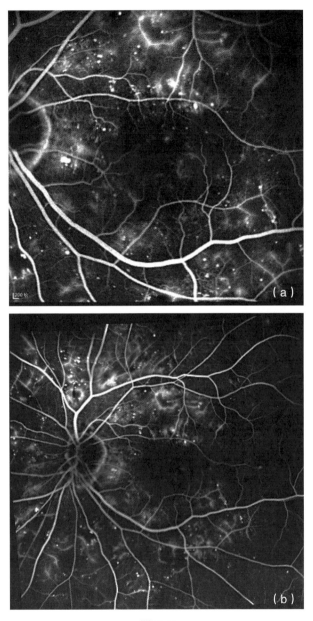

图 3-9

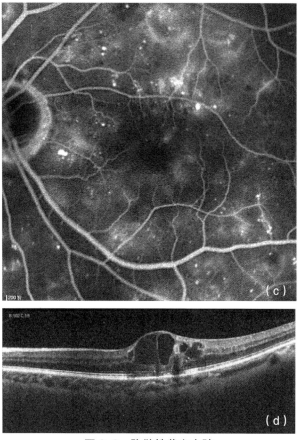

图 3-9   弥散性黄斑水肿

注：（a～c）后极的 FA 早期（a），中期（b）和晚期（c）显示弥漫性荧光素渗漏，其特征在于"petalloid"模式，与黄斑囊样水肿一致。（d）OCT 扫描显示视网膜厚度增加，其特征在于大的中央视网膜内囊肿和位于外核层和内核层中的多个囊样空间以及内丛状层中的小囊泡空间。黄斑水肿呈囊腔外观，典型的呈花瓣状，在弥慢性水肿区域内均可见大小不一的水肿囊腔，有人将这些细小的囊腔称为微囊样黄斑水肿。但多大的囊腔称为囊样黄斑水肿、多小的囊腔又称为微囊样的黄斑水肿没有绝对的界限。

3.2.2   光学相干层析成像

光学相干断层成像（OCT）近来在 DME 的诊断和治疗中发挥越来越重要的作用。OCT 是一种无创、精确、标准化的技术，可以对 DME 进行解剖学分析和定量测量。OCT 可明确识别 DME 的不同病理特征，如视网膜神经感觉层脱离、黄斑囊样水肿和玻璃体黄斑异常。此外，OCT 还可观察到糖尿病视网膜病变的玻璃体视网膜界面异常，如增厚和紧张的黄斑前膜。频域OCT（SD-OCT）是一项新技术，可以对视网膜不同层面进行精确的解剖评估，如果与 FA 结合使用，可以更全面地研究 DME 形态学和功能变化的相关性。在最近的一项研究中，结合 DME 的血管造影和 OCT 扫描，发现：根据FA 分类的局灶性 DME 中，最常见的 OCT 特征表现为外丛状层（OPL）肿胀，而弥漫性视网膜黄斑水肿主要在内核层发生肿胀，其次在 OPL 中。在另一项研究中，DME 中出现的两种主要形态学变化是位于外核层（ONL）的视网膜内囊样水肿和浆液性视网膜脱离（SRD）。OCT 可明确识别玻璃体视网膜异常，如玻璃体黄斑牵引或黄斑前膜，目前这些病变的出现均与 DME 的发生有关（图 3-10）。此外，一些报道显示位于中心凹和中心凹旁区的视网膜神经上皮层内的高反射病灶的存在与视功能有关。

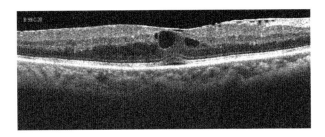

图 3-10　牵引性黄斑水肿

注：OCT 表明与视网膜厚度增加相关的视网膜前膜和少量视网膜内囊肿。黄斑前膜与黄斑水肿同时存在。

中心视网膜厚度（CRT）测量是 DME 定量测量的重要参数，由于其良好的可重复性，被广泛应用于临床实践中的随访和治疗反应评估之中。但不同的仪器提供的 CRT 测量数据不具有可比性。在时域 OCT 中，CRT 的正常值报告为平均 182 ± 23 μm，而亚临床 DME 的最新定义为视网膜厚度增加，不伴有中央凹水肿，CRT 小于 300 μm。

CRT 增加往往与视力下降有关，但某些没有 CRT 增加的情况下，仍会造成显著的视力损伤。研究表明，包括内部节段—外部节段（IS–OS）连接处和外界膜（ELM）在内的外部视网膜完整性受到破坏与较低的视敏度结果相关，并且在 SD—OCT 成像中清晰可见。另外也有研究发现黄斑缺血与感光细胞异常相关的 CRT 值降低有关。

深度增强成像（EDI）OCT 是分析并测量脉络膜厚度（CT）的新成像模式。与非糖尿病患者相比，糖尿病患者在不同糖尿病视网膜病变阶段也可发现脉络膜变薄，即使在 DME 的情况下也是如此。总体而言，不同的研究表明，糖尿病视网膜病变组患者不论是否伴有糖尿病黄斑病变均存在脉络膜厚度下降，且糖尿病组之间无任何差异。然而，脉络膜在 DME 病因学中的确切作用仍然未知。

分层频域 OCT 是另一种分析视网膜形态的新方法，且能够分析 DME 中外层视网膜的病变。

原本为治疗青光眼而引入的视网膜神经纤维层（RNFL）和神经节细胞复合体（GCC）检查也已应用在其他视网膜病变中。在 DME 中，RNFL 无明显变化，而 GCC 的变化目前仍在研究中。

3.2.3　眼底照相

眼底照相在筛查和监测 DR 病情进展中发挥了核心作用。眼底照相中所能发现的硬性渗出等标志也被应用于 DME 的诊断和分级。在临床实践中立体照片也被应用于评估临床上显著的黄斑水肿（CSME）。

3.2.4　微视野

眼底微视野可准确评估黄斑敏感性和注视性质，并已在 DME 患者中进行测试。微视野与其他检查结果中形态学和功能的相关性已经广泛报导，包括最佳矫正视力（BCVA），FA，OCT 和眼底自发荧光。此外，微视野检查作为一种监测 DME 疗效的工具也越来越重要。

3.2.5 多焦视网膜电图

多焦视网膜电图（mfERG）广泛用于评估不同病理阶段眼的功能活动并监测治疗效果。多焦视网膜点图可在 DME 中可检测到黄斑功能障碍，也有报导指出了其与其他诊断工具的相关性。

3.2.6 其他成像方法

不同的检查或联合成像也能够更好的帮助临床医师了解 DME 患者的视网膜结构和功能的变化，包括黄斑自发荧光、黄斑色素光密度、扫描激光眼底检查等。

总结

荧光素血管造影（FA）在 DME 的诊断和随访中具有关键作用。它能够识别血管通透性和渗漏增加的区域以及视网膜缺血区域。光学相干断层成像（OCT）近来在 DME 的诊断和治疗中发挥越来越重要的作用。是一种无创、精确、标准化的技术，可以对 DME 进行解剖学分析和定量测量。

3.3 目前疗法

3.3.1 视网膜激光光凝

ETDRS 旨在评估视网膜激光光凝治疗在 DME 中的疗效并指导后续诊疗方案的制订。结果显示，与对照组相比，治疗组中度视力丧失（定义为从开始到最后一次访问的视角加倍）的风险降低了约 50%。此外，在治疗组中也观察到中等视觉增益（定义为初始视角减半）和视网膜增厚程度的减小（图 3–11）。不论 DME 是否累及中心凹，激光治疗均能够取得显著的疗效，其中累计中心凹的 DME 获益最大（图 3–12）。

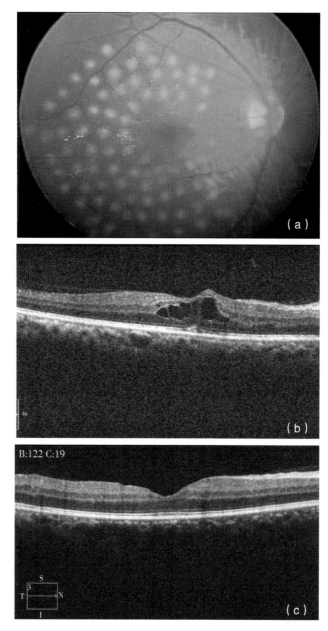

图 3-11   视网膜厚度程度减小

注：（a）OCT 上大视网膜囊肿。（b）在进一步使用网格激光器 2 年后对同一患者进行成像，视网膜内液的重吸收。（c）OCT 可见视网膜水肿消退。长期慢性的 CME，水肿消退后，视网膜厚度基本恢复，但眼底检查仍有可能有囊性外观。

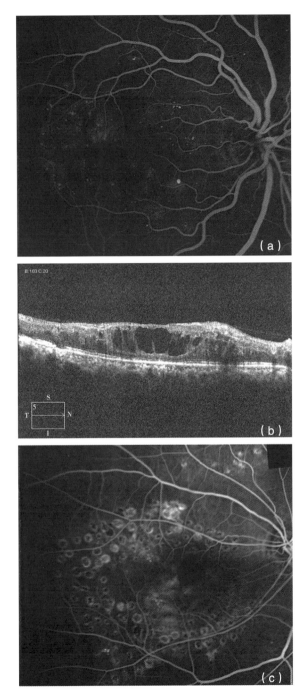

图 3-12

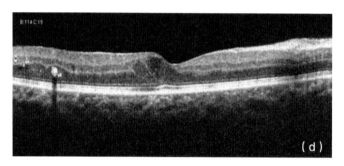

图 3-12　视网膜激光光凝治疗黄斑水肿

注：（a）和（b）为视力下降患者的基线成像（BCVA：20/40）。（a）显示临床显著的糖尿病性黄斑水肿，视网膜内液和微动脉瘤（b）。（c）和（d）在视网膜激光术后 6 个月，同一患者的成像与良好视力恢复（BCVA：20/20）相关。（c）Redfree 图像显示硬性渗出物完全消退。（d）Stratus OCT 扫描显示治疗后视网膜的肿胀。不同于长期顽固难消退的囊样黄斑变性的囊腔，囊样黄斑水肿视网膜随着治疗后病变的好转或恢复，水肿囊腔将逐渐消退。

　　然而，视网膜激光光凝术也存在一些严重的并发症，包括出现视野盲点和激光瘢增大（图 3-13）。ETDRS 的研究结果显示针对 CSME 仍然应考虑应用黄斑区激光光凝，因其能够减半出现中等视力损失的风险，且并发症风险较低。

　　值得注意的是，ETDRS 中入组患者被采集的基线特征并不包括 BCVA。在研究中对 BCVA 为 20/20（小数计数法 1.0）及以上的患者也使用了黄斑激光光凝术（MLP）治疗。这一情况对视力恢复有限的研究结果具有影响。一项 ETDRS 亚组分析显示，累及中心凹的 DME 和 BCVA 为 20/20 及以上的患者在 3 年随访中发生中度视力丧失的风险从 23% 降低至 11%。而在没有累及中心凹的患者中，治疗组发生中等视力丧失的风险仅为 2.5%，而对照组为 7%。因此，在累及中心凹的 DME 中依然建议采用黄斑激光光凝治疗。

　　由于 BCVA 低于 20/200（小数计数法 0.1）的患者未纳入 ETDRS，对这一类人群并没有给出诊疗建议。然而，即使在这种情况下，一些进一步的研究表明激光治疗仍对这类人群有益。

　　ETDRS 肯定了两种黄斑激光光凝术（MLP）的治疗策略的益处：局灶和格栅样激光光凝术（图 3-14）。而血管造影检查已被广泛用于区分各种类型的渗漏，且被作为最佳激光策略并指导治疗的依据。

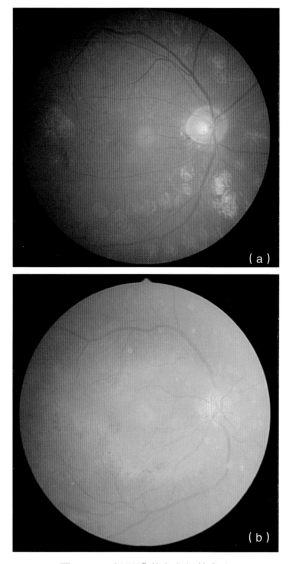

图 3-13　视网膜激光光凝并发症

注：（a）网格激光光凝的大疤痕。（b）3 年随访期间视网膜萎缩。通过对中周部视网膜激光光凝，损伤中周部视网膜细胞，减少中周部视网膜的耗氧量，改善视网膜整体状态，可以减少新生血管导致的严重出血等并发症，从而保护中心视力。

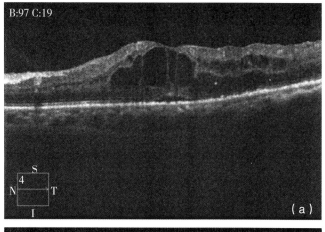

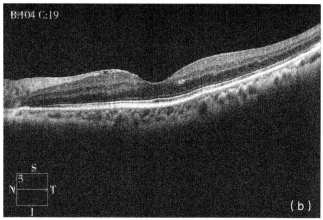

图 3-14　网格样光凝治疗黄斑水肿

注：（a）OCT 图像显示临床上严重的糖尿病性黄斑水肿。（b）网格激光治疗一年后，检查显示硬性渗出物完全消失。经过激光治疗的微血管瘤于 2 周内萎缩；新生血管由于部位、发展程度及治疗方法不同，经 6 周至数月萎缩；硬性渗出吸收较慢，通常 2～3 个月逐渐消退。

我国糖尿病视网膜病变的临床诊疗指南（2014）中根据眼底造影结果建议将可以使用激光治疗的 DME 分为两类。前者为视网膜强荧光点（多数为毛细血管瘤样膨出），建议采用黄斑区局部光凝。后者为渗漏区（包括视网膜无血管区，视网膜内微血管异常，弥漫渗漏的毛细血管床），建议采用格栅样光凝。ETDRS 研究显示基线视力在 20/40（小数计数法 0.5）以下激光后得到 6

个字母（ETDRS 视力表，对应对数视力表 1 行）的视力改善在 12 个月时治疗组与对照组分别约为 45% 和 13%，视力改善 15 个字母（ETDRS 视力表，对应对数视力表 3 行）以上者不常见（< 3%）。对于弥漫性黄斑水肿，激光治疗未显示出明显疗效，通常首选其他治疗方法，如抗 VEGF、眼内应用糖皮质激素或手术治疗。每一次激光光凝治疗一般在 3 ～ 4 个月后再次评估黄斑水肿，如果依然存在激光可以治疗的病变，则可再次进行局部光凝。

具体的黄斑水肿激光治疗方法包括直接黄斑区局灶光凝和黄斑区格栅样光凝，两种方法的推荐参数和具体方法，以及首次和再次治疗的方法见表 3-4，也是我国糖尿病视网膜病变的临床诊疗指南（2014）中推荐的激光治疗方法。

表 3-4 黄斑水肿激光治疗方法

激光选择	推荐方法及参数
黄斑区局灶光凝	对距中心 500 ～ 3000 μm 范围内的黄斑水肿区域内的微动脉瘤样扩张采用光斑直径 50 ～ 500 μm，波长推荐选择绿或黄，时间 0.1s 或更短，直接对微血管瘤样扩张部或渗漏区光凝。对于毛细血管瘤样扩张采用直径 > 40 ～ 50 μm 的光斑直接光凝，直至微血管瘤样扩张部变暗，可重复治疗，但不要造成 Bruch 膜断裂，激光斑之间的间隔为激光斑宽度的 2 ～ 3 倍
黄斑区格栅样光凝	对距中心 500 ～ 3000 μm 范围内的黄斑水肿区域内的无灌注区及其周围弥漫性渗漏可采用格栅样光凝，光斑直径 < 200 μm，强度为淡灰色，可以在盘斑束上，在距离黄斑中心凹 500 μm，彼此间隔一个光斑直径
首次治疗区	距离黄斑中心 500 ～ 3000 μm 范围内直接针对视网膜增厚去的微动脉瘤进行光凝
再次治疗区	若累及黄斑中心的水肿持续存在，可在距离黄斑中心 500 ～ 3000 μm 范围内对视网膜增厚区的残留微动脉瘤再次进行激光光凝

3.3.2 玻璃体内药物治疗

近年来，玻璃体内注射药物被广泛用于 DME 的治疗。许多随机临床试验的结果令人满意，并可在某些情况下恢复视力。类固醇和抗血管内皮生长因子（VEGF）药物是目前正在研究并且在临床实践中应用的两类玻璃体内注射药物。

3.3.2.1 玻璃体内注射类固醇

由于类固醇的抗炎特性，其作为 DME 的治疗药物已经被研究了很长一段时间，可用于治疗威胁视力的 DR 和黄斑水肿。几项研究强调了类固醇在减少炎症细胞因子、VEGF 表达和白细胞淤滞中的作用。玻璃体内可给予不同种类的、具有不同的性质和持续时间的类固醇，但所有类固醇激素最常见的副作用都是眼压升高和白内障。

玻璃体腔内注射曲安奈德（IVTA）治疗已经经过多年的临床实践，病例报道和随机临床试验结果显示，在大多数病例中 DME 效果改善的同时也存在一些副作用。一项随机临床试验（RCT）评估了 IVTA（4 mg）治疗难治性 DME 的效果，结果显示在两年的随访中，56% 的治疗眼 BCVA 改善，而未治疗组改善率为 26%。但同时伴随着白内障进展风险增加（分别为 54% vs 0）和需要局部用药的 IOP 升高（两组分别为 44% 和 3%）。在另一项双盲的随机对照试验中，针对 IVTA 治疗难治性 DME 患者随访 5 年时间，结果显示 IVTA 组 42% 的受试眼有 5 个或更多字母的改善，而最初用安慰剂治疗再改用 IVTA 的受试者上述视力改善为 32%。

糖尿病视网膜病变临床研究网络（DRCR.net）比较了 IVTA 与局部 / 格栅激光治疗 DME 的安全性和有效性，该试验总共随访了 3 年。患者被随机分为 3 组：激光光凝组（局部或格栅），IVTA 1 mg 组和 IVTA 4 mg 组。在 4 个月时，IVTA 4 mg 组的 BCVA 有较大的改善，而在第一年时，三组之间报告的 BCVA 无显著差异。然而，在第二年时激光组的平均 BCVA 较好，OCT 结果与 BCVA 提高量一致。第三年随访结果与第二年发表的结果一致：

激光组 BCVA 变化为 5 个字母，而两个 IVTA 组 BCVA 变化为 0 个字母。在伴发的不良反应方面，在第三年三组分别有 31%，46% 和 83% 的患者白内障手术的可能性增加；同时三组分别有 4%，18% 和 33% 患者的眼压升高超过 10 mmHg。因此，与激光光凝治疗 DME 相比，IVTA 没有展现出长期益处。此外，在对该试验参与者进行的探索性分析中，IVTA 和激光对糖尿病视网膜病变进展的影响显示 IVTA 4 mg 组（21%）与 IVTA 1 mg（29%）和激光（31%）相比，DR 进展的风险降低。然而，该研究并没有建议使用 IVTA 作为减少或减缓 DR 进展的治疗策略。

DRCR.net 推出了一项大型随机对照试验，评估了两种玻璃体内注射药物（曲安奈德和雷珠单抗）与激光光凝（局部或格栅样）联合应用和单用激光在累及中心凹的 DME 中的效果，随访 1 年，然后延长至 2 年。参与者随机分为四组：假性注射加激光，玻璃体内注射 0.5 mg 雷珠单抗（IVR）加即时激光，0.5 mg IVR 加延缓激光，以及 4 mg IVTA 加激光。在第一年，研究表明与 IVTA 加激光和激光单独组相比，IVR 加激光或延迟激光会获得更好的 BCVA；视网膜厚度降低方面，IVTA 或 IVR 加激光的三组的结果较为一致，并且比单独激光组有更大的益处。这些数据在延长的 3 年随访中得到进一步的确认。与单独激光治疗相比，BCVA 平均变化在 IVR 加即时激光中增加 3.7 个字母，在 IVR 加延迟激光中增加 5.8 个字母，而 IVTA 加激光组减少 1.5 个字母。在人工晶状体眼的亚组中，即使考虑到 IOP 上升的风险增加，与单独激光组相比，IVTA 加激光仍可获得更大的益处。综上所述，该研究认为 IVR 应被视为 DME 的有效治疗。

持续缓释的药物递送装置是近年来经过验证的治疗方法，能够以更长的作用时间释放类固醇，减少了玻璃体内注射的次数。地塞米松缓释剂（DEX 植入物）是一种可生物降解的装置，通过预填充一次性 22G 注射器提供 0.7 mg 地塞米松（表 3-5），目前已被广泛应用于临床。

表 3-5 正在研究的用于治疗 DME 的主要类固醇药物列表

类固醇名称	剂量	生物降解性	手术过程	持续时间	临床试验
曲安奈德	1 或 4 毫克	可生物降解	玻璃体内注射	2～4 个月（根据剂量）	糖尿病视网膜病变临床研究网络
地塞米松	0.7 毫克	可生物降解	预填充、一次性使用的 22G 注射器	4～6 个月	Haller 等人。玻璃体内注射地塞米松治疗 DME（RCT）
醋酸氟氢松（FA）（Retisert）	0.59 毫克	不可生物降解	手术放置	3 年	Pearson 等人；玻璃体内植入 FA 治疗持续性或复发性 DME（RCT）
类固醇名称	剂量	生物降解性	手术过程	持续时间	临床试验

　　DEX 植入物最近已经被美国食品和药物管理局（FDA）和欧盟（EU）批准为成人患者视网膜静脉阻塞后慢性非感染性后葡萄膜炎和黄斑水肿的有效治疗手段。DEX 植入物的安全性和性能已经在 DME 患者中进行了评估。在一项为期 6 个月的试验中，DME、视网膜静脉阻塞、葡萄膜炎和 Irvine-Gass 综合征等不同病理状态下的患者持续黄斑水肿，这些患者被随机分配接受 350 μg 或 700 μg 的 DEX 植入或假处理。在第 3 个月，与假处理相比，在 350 μg 和 700 μg DEX 植入组中，分别有 35% 和 24% 的患者观察到 10 个或更多字母的 BCVA 改善。关于不良反应，两种 DEX 植入物组中有 11%、对照组中有 2% 的患者眼压增加 10 mmHg 或更高。对这项研究的进一步分析，发现 DEX 植入物可能具有治疗持续性 DME 的潜力。第 90 天的结果显示，在 350 μg DEX 植入物、700 μg DEX 植入物和观察组中分别有 33.3%，21.1% 和 12.3% 的患者 BCVA 提高 10 个或更多个字母；随访到 180 天，三组分别占

30%，19% 和 23%。在接受治疗的眼睛中，OCT 中的荧光素渗漏和 CRT 有很大改善。在三组中分别有 7.5%，12.7% 和 0% 患者检测到 IOP 增加，达到 25 mmHg 或更高，其通过局部用药得到有效控制。在因 DME 行玻璃体切除眼中评估了 DEX 植入物的有效性和安全性，随访 26 周后显示 BCVA，CRT 和血管渗漏显著改善。在第 8 周和第 26 周，研究显示 BCVA 平均上升 6 和 3 个字母，CRT 平均下降 156 μm 和 39 μm。目前，正在进行一项随机对照临床试验，以评估 DEX 植入物在合并有 DME 的更大研究人群中的有效性和安全性。

玻璃体内注射醋酸氟氢松（IVFA）的持续给药装置已经在 DME 中进行过测试，并可能在治疗持续性 DME 方面具有一定作用（表 3-6）。

表 3-6　正在研究的用于治疗 DME 的主要抗 VEGF 的列表

抗 VEGF 药物	随机临床试验	结果	随访
雷珠单抗 0.5 毫克	REVEAL	雷珠单抗和雷珠单抗与激光联合治疗 12 个月时视力改善达 5.9 和 5.7 个字母，激光治疗组 1.4 个字母雷珠单抗注射后 7 天水肿消退 100 μm；雷珠单抗治疗 1 年，CST 相对基线下降更多	12 个月
	RISE 和 RIDE（Ⅲ期）		12 个月
阿柏西普	VISTA 研究和 VIVID 研究	IVA 比激光更有效	52 周
康柏西普	SAILING 研究（Ⅲ期）	康柏西普组在第 3 个月时患者视力即平均提升 7.71 个字母，视网膜中央厚度降低 200 μm；第 12 个月时康柏西普组视力较基线显著提升 8.2 个字母	3 个月～ 1 年

Retisert®（Bausch & Lomb，纽约罗彻斯特）是一种不可生物降解的缓释装置，通过睫状体平坦部切口插入，用于持续缓释约 30 个月的醋酸氟氢松。

这是一种手术植入装置，在玻璃体中插入 0.59 毫克醋酸氟氢松化合物，并以约 0.6 µg/d 的初始速率释放，然后第一个月逐渐降至稳定速率 0.3 ～ 0.4 µg/d。目前，Retisert 已被批准为非感染性慢性后葡萄膜炎的有效治疗。Retisert 治疗复发性或持续性 DME 的有效性和安全性已经在一项为期 4 年的大型多中心 RCT 中进行评估，结果显示，第 6 个月 BCVA 改善 3 行或 3 行以上的占 16.8%，第 1 年为 16.4%，第二年为 31.8%，第三年为 31.1%。

3.3.2.2　玻璃体内抗 VEGF

糖尿病性视网膜病变病理特征相关的几项研究已经阐明了血管内皮生长因子（VEGF）在促进 DME 中的关键作用。VEGF 是参与 DME 病理生理过程的一个重要因子，缺氧、高血糖等病理条件可能导致 VEGF 上调，进而引起渗漏、血管增生等病理过程。已有大量证据显示抗 VEGF 治疗在 DME 治疗中的作用，包括新生血管性青光眼（NVG）的治疗。目前国内外临床指南均建议，玻璃体腔内注射抗 VEGF 药物可作为累及黄斑中心凹的 DME（CI-DME）一线治疗。临床常用抗 VEGF 制剂包括雷珠单抗、阿柏西普和康柏西普。

雷珠单抗（Lucentis®）是一种人源化抗体，可与 VEGF-A 及其降解产物的所有同种型结合并使其失活。雷珠单抗已获得批准用于治疗年龄相关性黄斑变性，继发于视网膜静脉阻塞的黄斑水肿和 DME。

几项随机临床试验评估了与激光或安慰剂相比，玻璃体内注射雷珠单抗（IVR）作为单一疗法以及作为黄斑光凝术或玻璃体切除术的辅助治疗的有效性和安全性（图 3-15，图 3-16）。

中国人群参与的亚洲地区 REVEAL 研究，试验设计和 RESRORE 相同。结果显示，雷珠单抗和雷珠单抗与激光联合治疗 12 个月时视力改善达 5.9 和 5.7 个字母，激光治疗组 1.4 个字母（P < 0.0001）。黄斑中心亚区厚度（central subfield thickness，CST）是黄斑中心直径 1 mm 区域视网膜内界膜到视网膜色素上皮层的平均厚度，其是目前评估 DME 病理变化的最有效手段。雷珠单抗显著优势起效快，三期上市研究 RISE&RIDE 显示：雷珠单抗 7 天水肿消退 100 µm，

同时该研究发现雷珠单抗治疗 1 年，CST 相对基线下降更多，结局更好。

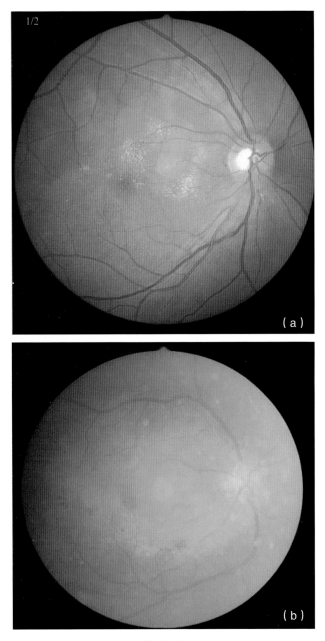

图 3-15

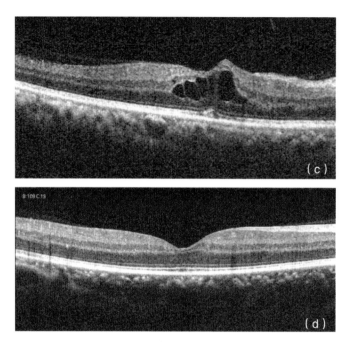

图 3-15　雷珠单抗治疗黄斑水肿

注：（a）、（b）为糖尿病性黄斑水肿伴有硬性渗出物簇。（c）、（d）为四个月后，在网格激光光凝术和三次每月注射后，视网膜内增厚的改善清晰可见。光凝 3 ～ 6 周后出现视网膜病变退缩是预后良好的标志。

　　一项为期 12 个月的更大规模试验（RESTORE 研究）用来评估单独 IVR 或与黄斑激光光凝联合 IVR 是否优于单独激光治疗。患者被随机分为以下研究组：IVR 加假激光，IVR 加激光或假 IVR 加激光。每月接受 IVR/ 假手术并接受 PRN 治疗，或在基线时接受激光 / 假手术，然后接受 PRN。结果显示单独或与激光联合的 IVR 在视力恢复和黄斑水肿消退方面优于单独激光（图 3–17）。在第 12 个月，平均 BCVA 字母提高分别为 +6.1，+5.9 和 +0.8，与基线相比，三组中的 BCVA 增加了 15 个或更多字母，分别为 22.6%、22.9% 和 8.2%。此外，与单独激光相比，IVR 组报告的 CRT 减少更多（三组分别为 –118.7 μm、–128.3 μm 和 –61.3 μm）。

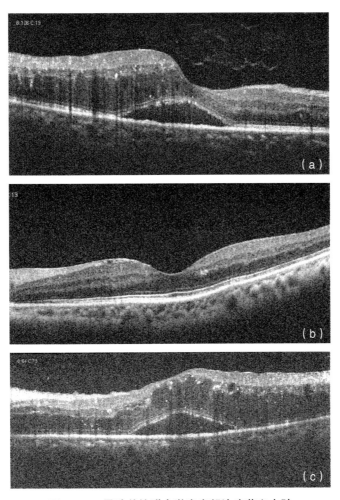

图 3-16　**雷珠单抗联合激光光凝治疗黄斑水肿**

注：（a）在基线弥漫性糖尿病性黄斑水肿，伴有少量硬性渗出物，弥漫性渗漏和视网膜厚度增加。（b）三次玻璃体内注射雷珠单抗后，OCT 显示视网膜水肿明显改善。（c）两个月后，OCT 显示黄斑水肿复发。需要重新治疗，并建议黄斑激光光凝。

　　因此，该研究结论认为，与单独使用激光相比，IVR 作为单一疗法或联合激光治疗对 DME 患者的视力改善和黄斑水肿有更大的改善。

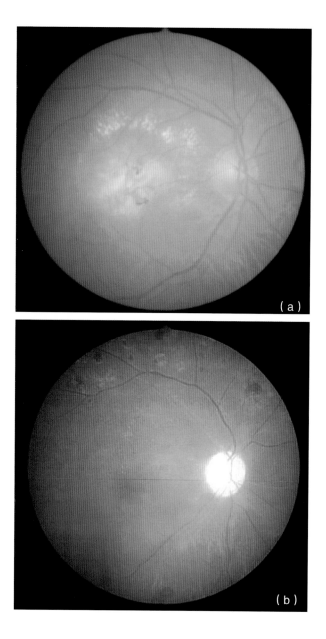

(a)

(b)

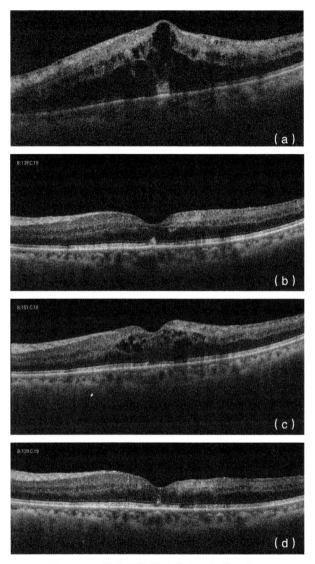

图 3-18　雷珠单抗联合激光光凝效果最佳

注：（a）为一名 70 岁男性，自 2020 年后诊断为 2 型糖尿病，代谢控制不良，与高血压和肾功能衰竭有关，视力下降（BCVA 20/125）。视力检查揭示白内障，伴有严重视网膜厚度的糖尿病性黄斑水肿，与浆液性视网膜脱离和多个视网膜内囊样腔间隙相关。（b）为第一次玻璃体内注射雷珠单抗和立即激光治疗后 2 个月，视力提高（BCVA 20/100），视网膜厚度降低。（c）为 6 个月后，患者再次主诉视力下降（BCVA 20/200），并检测到视网膜厚度增加。（d）为 6 个月后，在三次进一步玻璃体内注射雷珠单抗后，视力再次改善（BCVA 20/100），并且视网膜完全平坦。

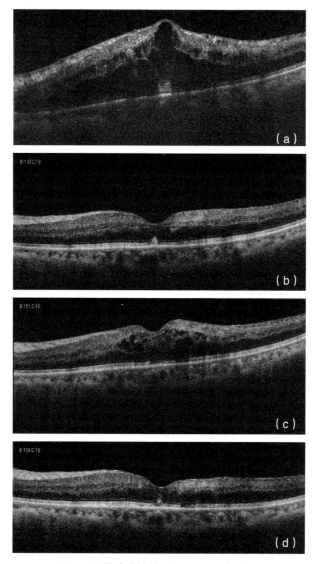

图 3-18　**雷珠单抗联合激光光凝效果最佳**

注：（a）为一名 70 岁男性，自 2020 年后诊断为 2 型糖尿病，代谢控制不良，与高血压和肾功能衰竭有关，视力下降（BCVA 20/125）。 视力检查揭示白内障，伴有严重视网膜厚度的糖尿病性黄斑水肿，与浆液性视网膜脱离和多个视网膜内囊样腔间隙相关。（b）为第一次玻璃体内注射雷珠单抗和立即激光治疗后 2 个月，视力提高（BCVA 20/100），视网膜厚度降低。（c）为 6 个月后，患者再次主诉视力下降（BCVA 20/200），并检测到视网膜厚度增加。（d）为 6 个月后，在三次进一步玻璃体内注射雷珠单抗后，视力再次改善（BCVA 20/100），并且视网膜完全平坦。

阿柏西普（VEGF Trap-Eye，Eylea，Regeneron Inc.，New York）是一种融合蛋白，可结合两种促血管生成因子 VEGF-A 和胎盘生长因子（PGF），具有更高的亲和力。阿柏西普在治疗 DME 的Ⅲ期临床试验中取得了较好的疗效，其为随机、双盲、多中心、阳性对照临床研究，包括 VISTA 研究和 VIVID 研究。VISTA 研究纳入美国 54 个中心 461 名 DME 患者，VIVID 研究纳入包括欧洲、澳大利亚和日本 73 个中心 404 名 DME 患者，比较玻璃体内注射两种方案阿柏西普与激光光凝术治疗 DME 的疗效和安全性。两个试验设计相同，按 1 : 1 : 1 分为 2 mg 每 4 周一次（2q4）或 2 mg 每 4 周一次，连续 5 次后改为每 8 周次（2q8），或黄斑激光治疗，每月随诊。和（$P < 0.0001$），VIVID 研究分别为 10.5、10.7 和 1.2 个字母。改善 15 个字母以上三组 VISTA 研究分别为 41.6%、31.3% 和 7.8%，VIVID 研究分别为 32.4%、33.3% 和 9.1%。有研究表明阿柏西普同时抑制 VEGF 和 PGF，可有效抑制炎性过程、改善视网膜深层微结构，该结果进一步支持阿柏西普的有效性。

康柏西普也是治疗 DME 常用药物，作为我国创新药物的代表，可同时拮抗 VEGF-A 与 PlGF，并且独有 D4 结构域，更高亲和力，也更持久。在康柏西普的三期临床注册研究 SAILING 中显示：康柏西普组在第 3 个月时患者视力即平均提升 7.71 个字母，视网膜中央厚度降低 200 μm；第 12 个月时康柏西普组视力较基线显著提升 8.2 个字母。在真实世界中，康柏西普可以有效治疗不同类型 DME，一项纳入 74 眼的前瞻性研究显示，患者在 12 个月时视力和 CRT 均较基线有显著获益，1 年平均注射次数仅 3.54 次。由天津医科大学发表的药物经济学研究，旨在从患者的角度评价康柏西普在治疗中的成本效果，认为康柏西普治疗 DME 更具成本效果优势。

3.3.3 玻璃体切除术

即使 DME 发病机制中的确切作用尚未明确，但目前认为玻璃体和玻璃体视网膜连接可导致血管渗透性增加。其致病机制可能包括玻璃体胶原过度糖化，黄斑前玻璃体中血管活性因子的积累，以及细胞迁移至后玻璃体，诱导玻璃体黄斑牵拉和血管通透性增加。因此，玻璃体黄斑牵引和玻璃体凝胶中渗透性相关分子水平（如生长因子和细胞因子）的增加被认为是 DME 发生和进展的促成因素。

几项研究表明玻璃体后脱离对 DME 的形成起到抑制作用，并且出现此情况的患者不太可能发生 DME。1992 年，刘易斯首次提出了 PPV 在治疗与黄斑前玻璃体后厚度增加相关的弥漫性 DME 中的作用。基于这些结果，对于 DME 患者，黄斑前膜和玻璃体黄斑牵引导致的黄斑水肿应考虑玻璃体切除术，无牵引的持续不吸收的黄斑水肿也可以考虑玻璃体切除术，但要考虑视力下降的风险。目前，PPV 的有效性已在伴或不伴有明显的后玻璃体牵引和黄斑牵引的 DME 得到证实。

一些报道表明，PPV 可以改善液体从视网膜的扩散和氧气在非灌注区域的转运。手术相关的常见并发症是白内障的形成和进展，而眼压增加，视网膜脱离，眼内炎，玻璃体和脉络膜出血为不常见的并发症。

有报道表明，剥除内界膜（ILM）可预防视网膜前膜（ERM）复发（图 3-19）。ILM 可能作为促进 ERM 形成的支架，对其进行剥除可达到更好的解剖和功能结果。但这个问题仍然存在争议，去除 ILM 可引起光感受器和 Müller 细胞的损害。

PPV 在治疗 DME 和玻璃体黄斑牵拉中的有效性已经在一项为期 1 年的前瞻性队列研究中进行了评估。在手术期间还进行了其他治疗方法，包括 ERM 和 ILM 剥离，全视网膜光凝和类固醇注射。6 个月时，中位 CRT 缩小 160 μm，43% 的患者显示 CRT 低于 250 μm，68% 的患者 CRT 显示下降 50%。在 38% 的患者中观察到 10 个或更多字母的 BCVA 改善，而 22% 的受试者中报道了 10 个或更多个字母的恶化。在最后的随访中，大多数患者视网膜厚度减少。

PPV 的作用仍在研究中，现有的研究结果表明，在 BCVA 恢复和 CRT 减少方面具有重要作用（图3-20）。

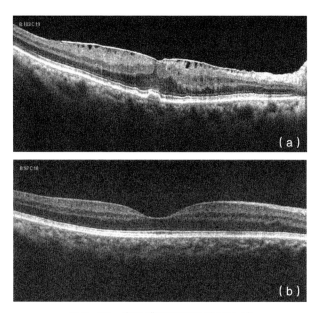

图 3-19 内界膜剥除改善黄斑水肿

注：（a）牵拉性糖尿病黄斑水肿。（b）玻璃体切割术后3个月，切除视网膜前膜和内界膜剥离，视网膜增厚明显完全消退。"玻璃体切除并黄斑前膜剥离术"手术主要是为剥离增生纤维组织，即剥除造成黄斑持续损害的前膜，松解增生纤维组织对黄斑区视网膜的牵拉，其阻止了异常增生纤维组织膜对黄斑的进一步损害。

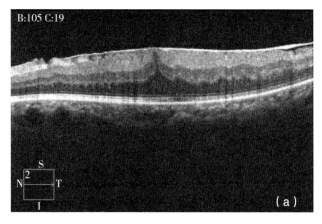

图 3-20

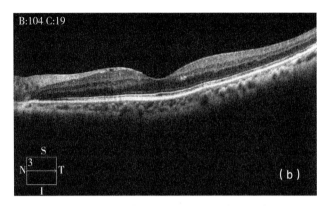

图 3-20　玻璃体切除手术改善黄斑水肿

注：（a）严重的牵拉性糖尿病性黄斑水肿，与血—视网膜屏障的弥漫性分解和视网膜厚度的广泛增加有关。（b）6 个月后，玻璃体切除术后玻璃体内牵拉剥离，内界膜剥离和网格激光光凝，黄斑水肿的完全消退清晰可见。患者术后的视力水平，决定于黄斑区视网膜神经上皮水肿的严重程度和黄斑结构的损害程度。手术后，如果黄斑水肿仍长期存在，后期仍在缓慢吸收，整个视力恢复时间长达 1 年甚至数年。黄斑水肿吸收后视力会随之增高。

　　酶促玻璃体分解是一种新方法，可用于实现玻璃体后脱离（PVD）并改善视网膜氧合。可实现 PVD 的酶包括透明质酸酶、软骨素酶、分散酶和纤溶酶。玻璃体内透明质酸酶（Vitrase，ISTA Pharmaceuticals，Irvine，CA，USA）已被用于治疗包括 PDR 在内的继发的玻璃体出血，通过将患者来源的纯化纤溶酶原与链激酶孵育而获得的自体纤溶酶单独或辅助 PPV 治疗 DME。即使在其他情况下，玻璃体内纤溶酶似乎不足以使玻璃体黄斑牵引问题完全解决，一些患者仍可显示出 PVD 的自发诱导。

　　小结

　　玻璃体切除术，包括去除后玻璃体和内界膜，已被认为是伴有或不伴有玻璃体界面异常的持续性和弥漫性 DME 的有效治疗方法。酶促玻璃体分解可能在诱导玻璃体后脱离方面具有一些潜力。

3.4　进阶治疗

3.4.1　治疗算法

激光光凝长期以来一直被认为是治疗 DME 的金标准。据 ETDRS 报道，这种手术可防止失明。随着玻璃体内药物治疗新时代的到来，DME 治疗的新局面已经打开。首次发现玻璃体内注射类固醇或抗 VEGF 药物不仅有预防视力下降的作用，而且可促进视力恢复。然而，眼科医生甚至视网膜专家都可能难以选择更有效的治疗策略。因此，应该考虑以患者为中心的治疗计划，以实现对 DME 的满意管理。

一种用于治疗 DME 的实用治疗算法已被提出。

首先，应根据眼底扩瞳检查将 DME 分为三大类：血管源性，非血管源性和牵引性。如前所述，血管源性视网膜厚度与动脉瘤和硬性渗出相关（图 3-21）。在血管源性 DME 中，根据 ETDRS 推荐，激光光凝术已被提议作为第一选择性治疗。如果已实现 DME 的消退，应考虑进行为期 6 个月的随访，包括 BCVA 和 OCT 检查。如果激光治疗后 DME 患者无明显改善，应向患者提供抗 VEGF 或类固醇注射剂作为第二选择。在非血管源性 DME 中，以视网膜厚度和减少的微动脉瘤和血管异常为标准，玻璃体内注射抗 VEGF 或类固醇是一线治疗。在 DME 对注射反应良好的情况下，激光光凝是最大化和延长益处的额外治疗方法。

如果治疗没有效果，建议将类固醇注射作为急救处理方法（图 3-22）。在第三种形式中，伴有视网膜前膜或玻璃体黄斑粘连的牵拉性 DME，玻璃体视网膜手术被认为是金标准。为了获得更多益处，术后可以进行玻璃体内注射类固醇和抗 VEGF 药物。

回顾关于雷珠单抗的研究，专家小组在 2011 年制订了更多以证据为基础的治疗 DME 的建议。作者建议 IVR 作为 ETDRS 标准所述有或无视力障碍的临床显著 DME（CSME）的有效治疗。

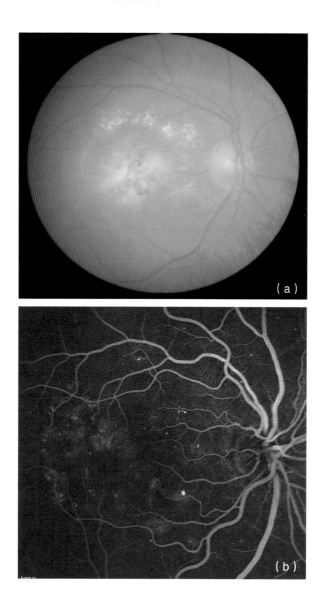

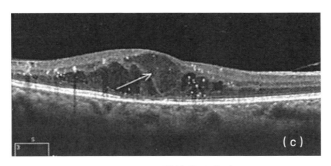

图 3-21　血管性黄斑水肿

注：显示血管性黄斑水肿的颜色（a），其特征在于视网膜厚度增加，脂质簇，微动脉瘤，视网膜内出血和棉绒斑。（b）FA 显示血管视网膜屏障破裂。（c）OCT 揭示视网膜厚度增加，伴有视网膜内囊肿和硬性渗出物。

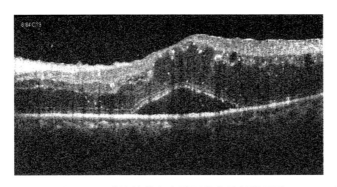

图 3-22　难治性黄斑水肿可考虑注射类固醇

注：DRCR Protocol I 随机临床试验表明，与延迟 ≥ 24 周的激光治疗相比，初始即进行玻璃体注射雷珠单抗及激光治疗对视力改善无益，甚至可能导致 DME 患者视力下降。

　　参考国内糖尿病视网膜病变临床指南，对于累及中心凹的 DME（CI-DME），抗 VEGF 治疗为一线治疗方案，可根据 BCVA 的稳定性或其恶化情况将治疗中断或继续。在其他形式的 CSME 中，包括无中心凹累及的 DME（NCI-DME）或没有明显视力丧失的 DME，激光治疗可作为一种有效的治疗选择。

3.4.2 可改善治疗预后的有利因素

几项研究通过评估激光、玻璃体内注射类固醇和抗 VEGF 以及 DME 手术（包含全身和眼部变量）在改善预后方面的区别，分析了治疗良好效果的解剖和功能反应相关的基线因素，其中包括改善 BCVA 和提高 CRT 分辨率。据一些研究报道，对治疗有更好反应的非眼部因素是较年轻的年龄，而心血管疾病或脑梗死似乎与预后较差有关。作为眼部变量，OCT 上的基线 BCVA 和 CRT 被认为是影响解剖和功能恢复最重要的因素。目前对 DME 发病机制的研究表明光感受器的完整性在 SD-OCT 评估 DME 预后中有决定性作用，包括外界膜（ELM）和 IS/OS 连接也作为视力恢复的重要因素（图 3-23）。在其他研究中描述的因素包括 DME 的持续时间，临床检查时糖尿病视网膜病变程度，是否存在硬性渗出物，以及有无视网膜前膜（图 3-24）。OCT 将 DME 分为三类：海绵状弥漫性视网膜增厚（SDRT），囊样黄斑水肿（CME）和浆液性视网膜脱离（SRD），抗 VEGF 药物在前两种中更有效。

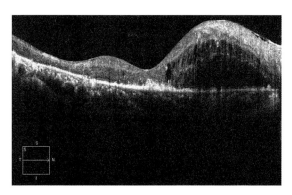

图 3-23　OCT 评估黄斑水肿预后

注：OCT 扫描，穿过硬性渗出物斑块，仅在乳头—黄斑区域内显示视网膜厚度增加，而在黄斑硬性渗出物中，萎缩变化和胶质增生清晰可见，与弥散性脉络膜的厚度减少相关。ETDRS 指出，长期硬性渗出可演变为视网膜下纤维化或视网膜色素上皮萎缩，导致不可逆转视力丧失；黄斑区硬性渗出通常与较差的视力结局和治疗预后相关。

进一步的调查显示，在第一年治疗期间，CRT 治疗的早期反应被认为是改善预后的另一个预测因素。基线诊断工具，包括 mfERG，FFA，眼底自发荧光和其他参数，其结果可作为预测 DME 视觉预后良好的有效指标。

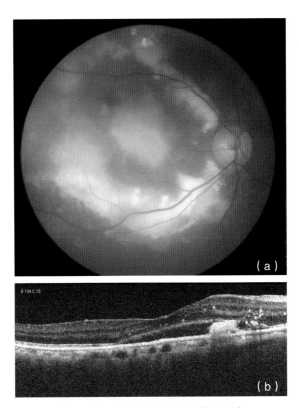

图 3-24　**治疗效果不佳的黄斑水肿**

注：（a）后极部和大量视网膜内液体中出现大量脂质渗出的严重糖尿病性黄斑水肿。（b）网格激光光凝术后两年，视网膜下纤维化致使视力无法正常恢复。糖尿病性视网膜病变可能会在眼后段（玻璃体视网膜）形成瘢痕，牵拉视网膜，导致视网膜脱离。

3.4.3　DME 合并黄斑缺血的治疗

目前，缺乏合并黄斑缺血 DME 的有效治疗。

大多数的临床研究都未研究缺血性黄斑水肿患者，可能由于该类患者的治疗效果有限。此外，在复杂病理情况下，很难说明引起视力丧失的缺血程度，因此无法得出完整结论。有证据表明抗 VEGF 治疗似乎很少会进一步危及视网膜循环量。

尽管如此，很少有报道描述抗 VEGF 治疗后黄斑缺血的发展或进展，此严重并发症的发病机制尚不清楚。血管完整性由于糖尿病性视网膜病变和全身血管不足而受到损害，而抗 VEGF（特别是贝伐珠单抗）可能提高血管完整性，一篇论文分析了 33 例接受 3 个月 IVB 治疗的患者，报道了治疗后中心凹无血管区扩大，即使在没有视力恶化和 CRT 减少的情况下，也增加了50% 或更多。

因此，即使证据有限，抗 VEGF 注射仍可能影响中心凹血管完整性并可诱导或加重黄斑缺血。需要多次注射抗 VEGF 的慢性 DME 和并发黄斑局部缺血的患者应谨慎对待，以防止脆弱的中心凹毛细血管损伤。

小结

为了实现良好的 DME 管理，应考虑以患者为中心的治疗算法。一些可以改善的预后因素已经报道，包括年龄较小，良好的全身控制情况，以及较好的基线视功能和眼部解剖状况，如视力、视网膜厚度和感光器完整性。但仍缺乏与黄斑缺血相关的 DME 的有效治疗方法。

3.5 新前沿

许多新型治疗 DME 的眼部用药正在研究的过程中。

贝伐西尼（Cand5）是一种合成的小干扰 RNA（siRNA），针对有关VEGF 表达的 RNA 进行干扰。数据显示即使随机双盲研究的数据仍然缺乏，在治疗湿性年龄相关性黄斑变性和 DME 方面仍有一些好处。

一个多中心前瞻性随机临床试验研究（DEGAS 研究）显示，与局灶激光光凝相比，针对 RTP801 基因的干扰 RNA 分子（PF-04523655）已作为 DME

中的一种治疗选择。使用不同剂量的 PF-04523655，在 12 个月的随访中显示出可改善 BCVA，研究药物一般耐受性良好。进一步研究将比较 PF-04523655 单用及联合 IVR 与单用 IVR 的有效性（MATISSE 研究）。

雷帕霉素，也称为西罗莫司，是一种具有免疫抑制特性的抗真菌剂，它可以使血管生成级联中的多个步骤失活，从而阻断 VEGF 的产生。为测试更有效和安全的西罗莫司给药途径，已经进行了多项临床前研究，给药途径包括玻璃体内和结膜下途径。在Ⅰ期临床试验中，结膜下给药途径显示安全且耐受性良好。在后来的Ⅰ/Ⅱ期前瞻性开放标签试验研究中，5 例 CI-DME 的患者每 2 个月接受 440 μg 结膜下注射西罗莫司治疗，直至 OCT 或 FA 显示视网膜增厚降低，结果显示西罗莫司没有一致的治疗效果。在随后一期的Ⅰ期研究中，50 名 DME 患者接受单次玻璃体腔注射或结膜下注射不同剂量的西罗莫司，显示有益的改变和良好的安全性，但仍需要进行Ⅱ期研究。

玻璃体内肿瘤坏死因子（TNF）抑制剂治疗 DME 目前正在研究。在一项回顾性多中心研究中，39 位研究人群注射了不同剂量的阿达木单抗或英夫利昔单抗，结果显示 3 个月没有明显的改善。在 1 mg 英夫利昔单抗组中，在 logMAR 视力表中 BCVA 改善从 1.49 到 1.38，而在 2 mg 组，BCVA 从 0.76 恶化到 1.03。在阿达木单抗组中，BCVA 从 1.44 提高到 1.08。在 1 mg 英夫利昔单抗组中注意到 CRT 从基线 459 μm 减少到 388 μm，而 2 mg 英夫利昔单抗和阿达木单抗组的 CRT 仍未改变。然而，在英夫利昔单抗组中，42% 的眼睛发生严重的葡萄膜炎，其中三只眼需要进行玻璃体切除术。

依那西普是另一种玻璃体内 TNF 抑制剂，目前已被 FDA 批准用于治疗牛皮癣。在一项相于 7 名患者的试验性研究中，玻璃体内注射依那西普在难治性 DME 治疗中已显示出一些益处。

炎性反应在 DME 发展和进展中的作用已经得到证实。 0.1% 奈帕芬胺滴眼液（Nevanac®；Alcon Research Ltd.）针对糖尿病患者白内障手术后 DME 炎性反应病因和黄斑水肿。在两种疾病中给予非甾体类抗炎药物（NSAID）

后，连续小型病例的早期结果呈阳性。在一项多中心随机双盲临床试验中的 263 例糖尿病视网膜病变患者中，已经评估了 0.1% 奈帕芬胺预防白内障手术后黄斑水肿。该研究证实了之前的假设，并显示在预防 DME 和维持 BCVA 评分方面有显著的益处。

其他非甾体抗炎药已被用于治疗 DME，包括 0.9% 溴芬酸钠滴眼液。在一项初步研究中，两种 NSAID 已在糖尿病患者中用以防止手术后形成黄斑水肿。两种药物在 BCVA 方面都显示出有效作用，并通过玻璃体内给药途径也评估了非甾体抗炎药的有效性。与 IVTA 相比，玻璃体内双氯芬酸钠治疗弥漫性 DME，在 12 周的随访中显示出一定的降低视网膜厚度的效果。在前瞻性研究中通过玻璃体内注射的酮咯酸氨丁三醇对 DME 屈光和光凝的作用进行评估，显示大约 30% 的治疗眼的短期视力提高。

局部地塞米松—环糊精微粒滴眼液已经在 19 例患者中用于治疗 DME，对 CRT 的减少和视功能的改善显示出一些益处和良好的耐受性。

口服米诺环素是一种在抑制小胶质细胞激活中表现出抗炎特性的药物，口服米诺环素作为主要治疗的有效性已经在单中心，前瞻性，开放性 Ⅰ / Ⅱ 期临床试验中进行了研究，该试验评估了 5 例 CI–DME 患者。该研究显示，在视功能，CRT 和血管渗漏方面有所改善。因此，口服米诺环素可被认为是一种新的有效的治疗选择。

盐酸帕唑帕尼（Votrient ™；GlaxoSmithKline，美国）是一种多靶点酪氨酸激酶抑制剂，已被 FDA 批准用于治疗晚期肾细胞癌。其有效性已在糖尿病性视网膜病的动物模型中进行评估，初步显示出积极效果。

小结

在治疗 DME 方面，正在研究治疗分子包括合成的小干扰 RNA，免疫抑制药物，玻璃体内肿瘤坏死因子抑制剂和抗炎药。

第四章

增殖期糖尿病视网膜病变

4.1 临床概述

4.1.1 临床表现

增殖期糖尿病视网膜病变（PDR）是一种严重的糖尿病并发症，分别发生于约 50% 的 1 型和 10% 的 2 型糖尿病患者。PDR 的特征是对慢性视网膜缺氧的反应，新生血管网或细环沿着由玻璃体皮质提供的支架从视网膜表面向玻璃体腔垂直生长。新生血管（NVs）可能从视盘长出，即视盘新生血管（NVD），或从浅层视网膜血管长出，即其他地方的新生血管系统［NVE，图 4-1（a）和（b）］。

新生血管发育的主要继发于毛细血管闭塞引起的视网膜缺血，并且在严重非增殖期糖尿病视网膜病变（NPDR）中具有最大风险。视网膜的氧气和营养物质供应减少可能会引发血管活性分子释放入玻璃体，包括血管内皮生长因子（VEGF）。在正常情况下，促进和抑制新血管生成因子之间保持平衡。当 PDR 发生时，这种平衡被转向促血管生成从而满足血液供应的需求。

NVs 的临床诊断主要通过生物显微镜进行，其临床特征具有多样性。NVs 生长可以呈现出典型的马车轮状，由放射状的血管网被外部圆形包围组成，甚至在视网膜层表面不规则的分布［图 4-1（c）］。NVs 一般由纤维增生组成，并且可以跨过动脉和静脉分支。然而，在一些情况下，可能难以区分 NVs 与视网膜内微血管异常（IRMAs）。在眼底扩瞳检查时，IRMAs 通常可见于深层视网膜，与棉绒斑相邻，少见于视盘周围，常与其他血管征象（包括静脉环）相关。FA 检查可将 NV 与 IRMAs 区分开来。

新生血管非常脆弱，因为它们是由缺乏标准内壁周细胞的内皮细胞增殖所形成的。一项评估新生血管形成的位置分布的研究表明，大多数 NVE 位于上方血管弓和视盘鼻下方，而 NVD 可能最先出现在颞上方的视盘盘沿。

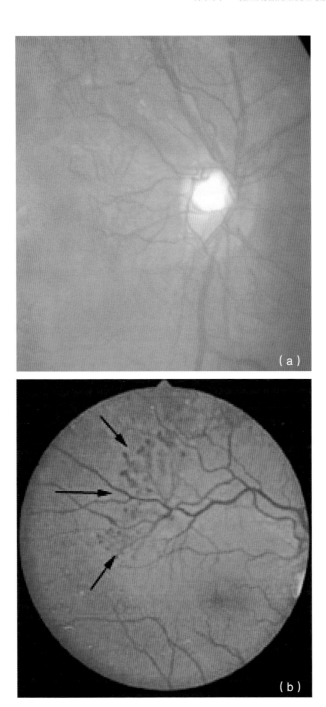

图 4-1

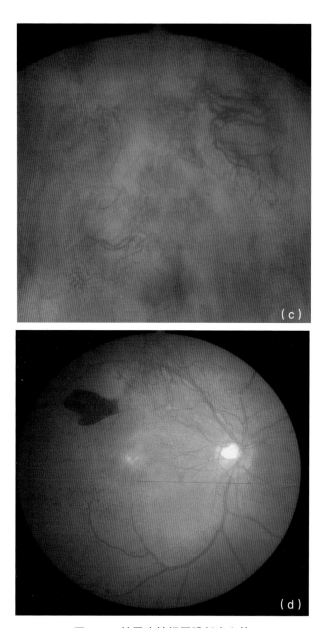

图 4-1 **糖尿病性视网膜新生血管**

注：（a）视盘新生血管生成（NVD）。（b）视网膜表面新生血管，其他地方的新血管形成（NVE）。（c）更严重的新血管形成，NVE 延伸超过 0.5 个视盘面积。（d）NVE 伴小视网膜前出血。NVD 是增生性糖尿病性视网膜病变的重要体征，它的出现意味着视网膜缺血更为严重，容易出现视网膜前出血或玻璃体积血。眼底镜下，视盘可以看到环状 / 网状新生血管形成。

后节新生血管的发展是多样的：新血管生长可以呈现纤维血管结构并很少退化。视网膜新生血管的纤维化是由新生血管上的纤维细胞和神经胶质细胞的生长所引起的，这些细胞通过胶原纤维沉积以形成纤维血管复合物。

在车轮状新血管形成的情况下，在构型中心的新血管会首先消退，随后被纤维组织取代；然后外部血管变得更加狭窄与延伸。进一步的血管增殖可能源自已经退化的纤维血管，因此不同进展阶段的新血管可能同时出现。

新血管的结构非常脆弱，容易导致破裂和出血［图4-1（d）］。血液可以进入玻璃体（玻璃体出血）或沉积到玻璃体下的间隙中，即玻璃体和视网膜（玻璃体下出血）之间的潜在腔隙。在玻璃体下出血的情况下，血液呈现出圆形和水平液位的典型外观。在玻璃体积血的情况下，血液可以保持局灶性或扩散到玻璃体腔内，导致严重的视力损害影响眼底探查（图4-2）。根据出血量和PDR的严重程度，即使吸收速度不同，玻璃体出血自发清除需要几周甚至几个月时间。红细胞还可扩散到前房并通过小梁网排出。

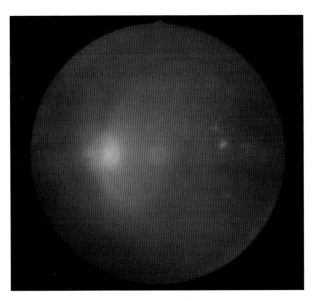

图4-2　**眼底摄影**
注：显示玻璃体积血出现后极可见性差。

　　纤维血管组织随后可能会进入严重的瘢痕和收缩状态，产生一定的作用于玻璃体视网膜的牵拉力，从而导致玻璃体后脱离。此病理结构的萎缩可能进一步引起玻璃体黄斑牵拉，诱发视网膜劈裂和囊性视网膜变性（图 4-3）。此外，纤维血管收缩可导致后极部严重并发症，如黄斑变形和黄斑裂孔形成。

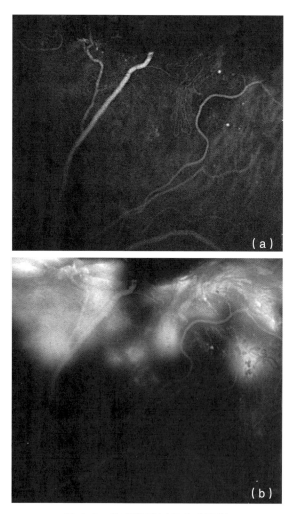

图 4-3　荧光造影显示荧光渗漏

　　注：（a）荧光素渗漏在早期图像，显示由于新血管结构，形成的复杂支架，然后在后期（b）显示明显的泄漏。NVE 在极为典型的彩色图片上，可以看到类似"菊花样"的新生血管形成，但事实上，大多数情况下，检眼镜不太容易发现。在 FA 影像上，NVE 表现为渗漏强荧光。

在更晚期的阶段，纤维血管复合体可以生长至玻璃体腔，形成病理性粘连并导致牵引性视网膜脱离，成为导致失明的严重的并发症。

虹膜新生血管（NVI）的特征是虹膜表面的血管生长。当新血管形成达到房角时，房水循环发生障碍。前房角闭合，继发粘连形成和新生血管性青光眼，可能引发更为严重的并发症。

小结

增殖期糖尿病视网膜病变的特征在于由视盘（视盘新生血管）或视网膜浅层血管（其他地方的新生血管）产生的纤维血管增生，这是慢性视网膜缺氧的结果。新生血管可能导致破裂和出血，并且血液可能流入玻璃体（玻璃体出血）或沉积到玻璃体下间隙（玻璃体下出血）。在更晚期阶段，纤维血管组织收缩可能导致玻璃体黄斑牵引和牵引性视网膜脱离。

4.1.2 PDR 的分类

1981 年糖尿病视网膜病变研究（DRS）提出了四种不同程度的 PDR，包括轻度，中度，高危和重度 PDR（表 4-1）。DRS 定义了高风险 PDR 的概念，其具有以下一个或多个特征：位于一个视盘区域上或之内的任何 NVD，出现玻璃体或视网膜前出血；在没有视网膜或玻璃体出血情况下的中度至重度 NVD（定义为大于或等于包括在 0.24 和 0.33 视盘面积之间的大小）；伴有玻璃体或视网膜前出血的 0.5 个视盘大小及以上的 NVE（图 4-4）。虹膜新生血管并未包含在 DRS 定义的高风险 PDR 中。高风险 PDR 的确定揭示了全视网膜光凝术（PRP）治疗对预后的重要作用。

由美国眼科学会（AAO）于 2001 年提出的国际临床糖尿病视网膜病变严重程度量表中，PDR 方案被广泛简化（表 4-2）。在此分类中，PDR 被定义为出现一种或多种以下临床表现，包括任何类型的新生血管和玻璃体或视网膜前出血。PDR 的高危分期没有确定，因为在 PDR 的任何阶段都可能出显著进展和并发症。

表 4-1　根据 PDR 的 DRS 分类修改

严重程度	临床发现
轻度 PDR	在一个或多个象限小于 0.5 的视盘区域出现 NVE
中度 PDR	一个或多个象限有 0.5 或更多的视盘区域出现 NVE 包括 0.24 和 0.33 视盘大小的 NVD
高风险 PDR	NVD 位于一个视盘区域上或其内部并伴有玻璃体或视网膜前出血 无视网膜前或玻璃体出血的中度至重度 NVD（大于或等于包括在 0.24 和 0.33 视盘大小之间） 0.5 个视盘大小的 NVE 加上玻璃体或视网膜前出血
重度 PDR	眼底部分或完全被玻璃体积血所掩盖 新血管至少在一处无法被区分 黄斑中心的视网膜脱离

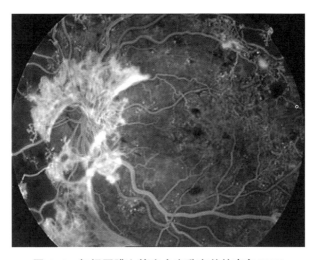

图 4-4　与视网膜血管完全紊乱有关的高危 PDR

注：大量 NVD，视网膜内微血管异常，视网膜前出血，广泛毛细血管无灌注区域以及后极毛细血管网的截断。

严重程度等级	临床发现
PDR	一个或多个以下发现： 新生血管 玻璃体或视网膜前出血

表 4-2　AAO 对 PDR 定义的修改

4.2 诊断工具

4.2.1 荧光素血管造影

荧光素血管造影（FA）能够识别无灌注和新生血管的视网膜区域（图 4-5）。即使 PDR 的"高风险"特征主要由生物显微镜定义，并且不需要进一步检查，FA 目前是诊断和治疗 PDR 的最有效诊断工具。FA 检查可清晰地看到视网膜新生血管（NVs）。与由完整星形胶质细胞构成的正常视网膜血管形成不同，在病理性新生血管中，反应性胶质细胞是关键结构元素，其导致内皮细胞紧密连接维持的减少和大量荧光素染料渗漏。因此，NVs 在早期血管造影中可见大量的渗漏特征，并在晚期图像上广泛增加。与 IRMAs 不同，后者没有显示任何渗漏迹象（图 4-6）。

4.2.2 眼底照相

对于糖尿病患者的管理和随访，即使在 PDR 存在的情况下，眼底照相也是非常有效的工具。7 张视野照相技术或立体眼底照相可以用来监测 PDR 的进展。

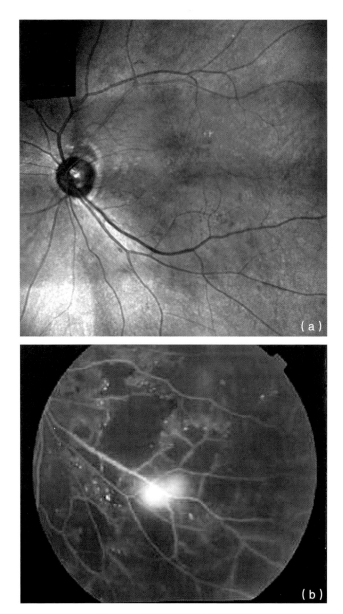

图 4-5　荧光造影的诊断价值

注：（a）后极的荧光血管造影，显示少量微动脉瘤和出血。这种单一图像的临床特征可能会诱导错误的诊断为轻度 NPDR。（b）周边 FA 显示广泛的视网膜无灌注区域和主要位于颞侧视网膜的血管截断，其中可检测到与早期 NVE 相关的高荧光点。IRMA 是毛细血管的不规则扩张，是新生血管形成的早期征象或旁路血管。检眼镜下很难与浅表新生血管相鉴别。FA 造影时 IRMA 通常不出现渗漏，而新生血管则渗漏强荧光。

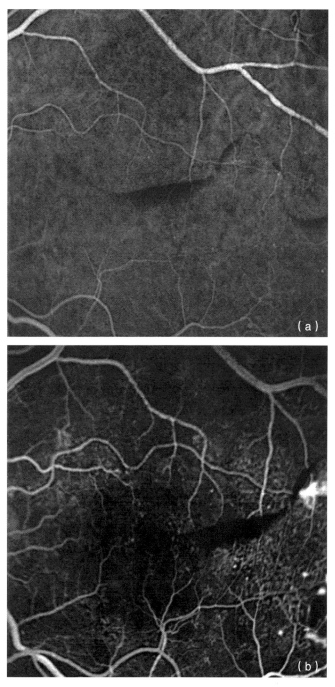

图 4-6

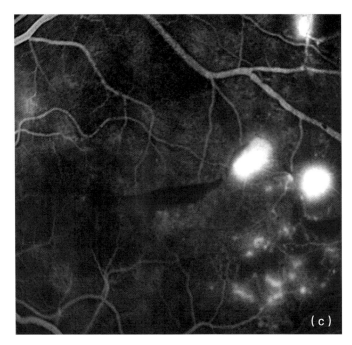

图 4-6　活跃期新生血管的血管造影

注: 荧光素渗漏在早期(a)开始, 然后在中期(b)广泛增加, 最后在晚期(c)显示明显渗漏。

4.2.3　超声波检查法

当生物显微镜受到屈光介质不透明的严重限制时, 例如在广泛玻璃体出血的情况下, 超声检查(US)是评估眼内病变的一个有效工具。眼科中广泛使用的频率为 8 ~ 10 MHz。在许多眼部疾病的监测中, 超声波的使用是必不可少的, 包括玻璃体和视网膜前出血, 视网膜脱离和纤维血管增生, 以及计划行手术治疗时。在玻璃体积血的情况下, 超声可用于排除其他并发症, 如视网膜撕裂或脱离。

玻璃体积血典型表现为移动性, 玻璃体腔内弥漫性不透明, 反射率最低。

纤维血管膜可能发生纤维性收缩, 导致视网膜和玻璃体之间的切向牵拉或皮质玻璃体的分裂。

牵拉性视网膜脱离可以清楚地被超声识别为高反射膜, 粘附于后玻璃体,在动力学检查时静止。牵引性视网膜脱离可呈现典型的"帐篷状"外观，其特征在于中央玻璃体视网膜粘附的视网膜的凹面隆起，或其中粘附面积较大时呈"桌面"形状。

4.2.4　光学相干层析成像

光学相干断层扫描（OCT）在 PDR 的诊断和随访中的作用有限，而生物显微镜，FA 和超声在临床实践中更常见。然而，最新的光谱域 OCT（SD-OCT）提供了对视网膜形态更好的临床理解，可与 FA 检查同时进行。在最近的一篇论文中，NVD 和 NVE 的 SD-OCT 外观已被描述。SD-OCT 提示，若为玻璃体脱离，NVD 表现为一条从视盘突出的高反射线，或若是后玻璃体粘连则表现为覆盖在视盘上的高反射条带。NVE 表现为由视网膜表面产生的均匀高反射环。IRMAs 表现为视网膜内病变，内部视网膜层的紊乱不会突出到玻璃体内，但至少可能通过内界膜突出。

OCT 在玻璃体视网膜异常的诊断中发挥越来越大的作用，特别是当黄斑受累时。OCT 能够明确识别绷紧和增厚的后玻璃体及其与黄斑的病理粘连，并评估继发于新生血管复合物纤维化和收缩引起的牵引。在牵引性视网膜脱离的情况下，OCT 可以诊断可能的黄斑受累和玻璃体黄斑粘连。

OCT 是评估视网膜厚度的一个重要工具，尤其是 PRP 术后视力损害时，鉴别囊样黄斑水肿和浆液性视网膜脱离（图 4-7）。OCT 评估也广泛应用于重度 PDR 手术干预后的黄斑形态分析。

对视网膜神经纤维层（RNFL）厚度的分析收集了若干有价值的证据，不仅在青光眼的诊疗中，而且包括 PDR 在内的其他疾病中也是如此。在一项工作中，PRP 术后 6 个月时，视乳头周边 RNFL 厚度增加，而 PRP 术后 24 个月明显减少。因此 PRP 除 DR 的自然病史外，还可能导致 RNFL 厚度降低。

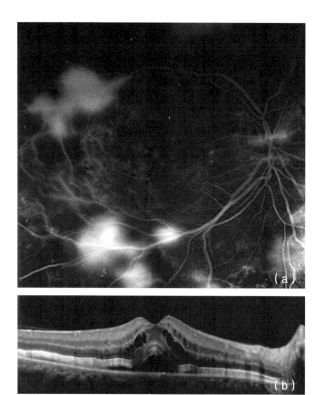

图 4-7　OCT 对黄斑水肿的评估

注：（a）后极的荧光素血管造影，显示了 NVE 相关的渗漏现象的局部超荧光，弥散继发于血—视网膜屏障破裂的黄斑水肿，以及视网膜无灌注的多个区域；（b）OCT 扫描黄斑区，略高于黄斑区，黄斑水肿和视网膜厚度增加，与视网膜内囊腔的存在相关。NVE 是增殖性糖尿病视网膜病变最重要的标志，荧光造影早期即出现强荧光渗漏，视网膜表面即玻璃体内的渗漏迅速而显著。

脉络膜厚度（CT）测量是 SD-OCT 仪器用于评估视网膜疾病的另一工具。在伴有 PDR 的 1 型糖尿病患者中，与健康受试者相比，脉络膜变薄，提示脉络膜参与疾病的发病机制和进展。随着 DR 的进展，黄斑和乳头旁的脉络膜厚度逐渐降低，在 PDR 中达到较低水平。

光学相干断层扫描血管成像（OCTA）是一种无创的眼底血管成像技术，可高分辨率地识别视网膜脉络膜各层血管的分层并能够量化血管参数。OCTA 可发现 DR 特征性眼底表现，包括微动脉瘤、毛细血管无灌注、IRMA 及新生血管等。

OCTA 的定量指标包括血管密度、中心凹无血管区、血管结构相关指数等。

4.2.5　视野测量

糖尿病视网膜病变研究（DRS）评估了氩或氙激光进行 PRP 后对视野的不良影响。在氩激光组 5% 的患者中有视野缩小的情况。使用多种阈值的方法评估了不同的激光光凝器对视敏度的影响，显示激光手术存在一些继发不良反应。

4.2.6　其他诊断工具

为了评估黄斑功能，在 PRP 前后用对 PDR 患者进行多焦视网膜电图（mf—ERG），可显示 BCVA 和 OCT 测量无法预测的治疗后功能障碍。

微视野在 PDR 中评估了视网膜敏感性，显示毛细血管无灌注广泛区域存在降低。

其他检查工具，包括眼底自动荧光和具有闪烁程序的视网膜血管分析仪，已经用于在 PRP 前后评估 PDR，显示一些与程序相关的变化。

小结

荧光素血管造影术是一种广泛用于 PDR 诊断及其预后监测的有效手段。当生物显微镜受到媒介透明度的严重限制时，超声检查在评估眼内病变中起着关键作用。光学相干断层扫描为 PDR 提供了更好的临床理解，特别是在累及黄斑的玻璃体视网膜异常的患者中。

4.3　目前疗法

4.3.1　全视网膜激光光凝

全视网膜激光光凝术（PRP）被认为是治疗增殖性糖尿病视网膜病变（PDR）

的标准方法。PRP 的目的是通过抑制血管新生来预防玻璃体出血、视网膜脱离和新生血管性青光眼后引起的视力丧失（图 4-8）。 该证据来自两项大型随机临床试验：糖尿病视网膜病变研究（DRS）和早期治疗糖尿病视网膜病变研究（ETDRS）。

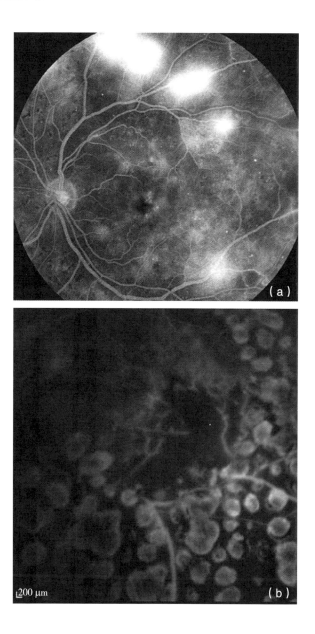

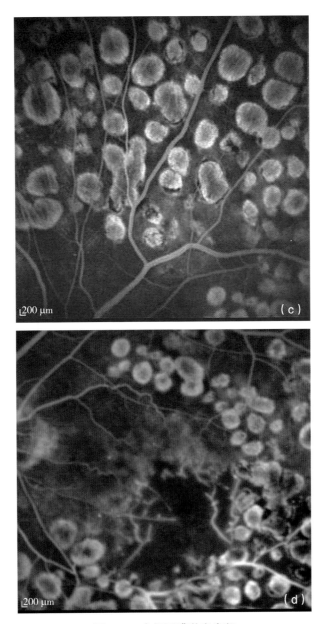

图 4-8　**全视网膜激光光凝**

注：（a）全视网膜 FA 显示多个 NVE 位于上侧和下侧象限，与弥散性外周非灌注相关。（b）～（d）PRP 后新生血管形成完全消退。新生血管均易于破裂出血，导致玻璃体积血，严重可导致增殖膜的形成以及牵拉性视网膜脱离。PRP 时在局部新生血管或视网膜内微血管异常区域、微动脉瘤集簇区域一般可做光斑间隔相互接近甚至融合的光斑。

DRS 是 1971 年由美国国家卫生研究院资助的一项多中心、随机、协作的临床试验，在 12 个月的随访中评估 PRP 的有效性和安全性。该研究纳入了 1742 名重度非增殖性 DR 和 PDR，最佳矫正视力（BCVA）为 20/100 或以上的患者。直接光凝为直接对 NVs 上进行激光光凝，特别是在 NVE 的患者中。在 NVD 的患者中，仅使用氩激光进行直接光凝。

播散性全视网膜光凝术（PRP）即视网膜上 1200 ～ 1600 个从血管弓到赤道部，不包括黄斑和视神经，中等强度且彼此分开间隔为一半激光斑直径的视网膜激光斑。氪激光光斑比氩激光光斑程度更轻也更小。该研究显示，在治疗组中，严重视力丧失（SVL）减少了 50%（SVL 定义为在两次或两次以上连续就诊时 BCVA 低于 5/200）。在高危 PDR 组中，PRP 获益更大：未治疗组和治疗组报告了 SVL 分别为 26% 和 11%。在非高危 PDR 组中，对照组和治疗组的 SVL 风险分别降低了 7% 和 3%。氪组患者效果更佳，即使这种治疗引起视野缺失的概率较高。在接受氪激光手术的受试者中，25% 治疗过的眼睛表现出严重的视野损失，另有 25% 的视野有中度损失；而在氩气组中，只有 5% 报告有严重或中度的视野损失。此外，在氪激光组中有 19% 的患眼 BCVA 减少一行，11% 患眼永久减少两行或更多行，可能是氪和氢激光手术的不良反应。夜间驾驶和暗适应的困难被视为与氪和氩激光相关的不良反应。关于治疗策略，与散射激光相比，直接激光的出血风险更高。因此，推荐轻度至中度播散性氩激光光凝作为高风险 PDR 患者的有效治疗，但是没有明确建议即时和延迟光凝。

后来，ETDRS 招募了 3711 名轻度至重度 NPDR 或早期 PDR 的患者，随机分配为单眼即时光凝，对侧眼延迟光凝。在延迟组中，如果出现高危特征，则迅速进行播散激光光凝。该研究显示，与延期光凝眼相比，即时光凝眼 SVL 发病率略有下降，5 年随访期 SVL 发生率分别为 2.6% 和 3.7%。在中度至重度 NPDR 的眼中，SVL 的发病率甚至更低。该研究表明，在重度 NPDR 或早期 PDR 中早期光凝的益处高于不良反应，因此推荐 PRP。在高风险 PDR

的情况下，播散性 PRP 应该即时实施而不应该推迟。

在 ETDRS 分析中，对于伴有重度 NPDR 或早期 PDR 的 2 型糖尿病老年患者中也建议行早期 PRP。

美国眼科学会（AAO）在 2008 年出台的临床实践指南中阐明了 PRP 在高危 PDR 中的作用。在非高危 PDR 以及重度和极重度 NPDR 的情况下，建议行 PRP 以防止进展为高危 PDR，尤其对于 2 型糖尿病患者。此外，AAO 还补充，视网膜专家可以在一些特定病例中评估进行 PRP 的时间，如依从性差、接受白内障摘除患者、怀孕患者或患眼有特殊并发症的患者。此外，即使 NVE 是孤立的，或 NVI 未包含在 DRS 定义的高风险 PDR 中，临床实践表明，只要有任何类型的 PDR 发生，都应该立即给予 PRP 治疗。

PRP 在抑制 NV 中的确切作用机制还不完全清楚。有理论提示 PRP 可以导致血管活性因子如 VEGF 的分泌减少，从而消融了视网膜缺血的影响。此外，抑制视网膜色素上皮（RPE）细胞和光感受器消耗氧气，不仅可以减少 VEGF 的产生，还可以促进视网膜的氧合作用和新生血管抑制剂的释放。

DRS 和 ETDRS 提出的原始参数长期以来已被广泛应用于日常临床实践中。根据 DRS 结果，氙弧光凝治疗由于引起视野损失的风险增加，目前不推荐使用，而氩激光则被认为是一种有价值的治疗。关于波长的选择，绿色、黄色和红色是首选。在混浊程度严重的白内障或玻璃体出血的情况下，红光波长穿透性更强，但红光比绿色波长激光的痛感更加明显，可能导致脉络膜出血。蓝光对 RPE 的损害更大，特别是在黄斑激光治疗中，因此目前尚未考虑。

根据指南的建议，应采用光斑直径为 500 μm 的激光，距离可达一个光斑直径，功率以达到中等强度的灰白光斑为合适。一个完整的 PRP 应延伸至整个视网膜，从血管弓到赤道部以及黄斑周围两个视盘直径。DRS 结果显示散射激光光凝治疗 PDR 有效，而直接光凝治疗 NV 会增加出血的风险。尽管如此，在某些特定情况下，如小而平坦的 NVE、NVs 的局部光凝可以考虑直接光凝。

ETDRS 建议在一次完整的 PRP 后，应当计划在 2～4 个月内进行下一次 PRP，如果 NVs 持续活动，可以为患者提供额外的治疗（图 4-9）。补充激光治疗应当处于之前激光斑点上面或斑点之间，或直接在小且平坦的新生血管上。如果激光治疗已经足够而且出现了玻璃体出血或者牵拉性视网膜脱离，建议行玻璃体切除术。

ETDRS 和后来的研究报道激光光凝术后不良反应的增加，包括黄斑水肿的发生或进展，渗出性视网膜脱离和脉络膜脱离以及闭角型青光眼，特别是在伴有 DME 的 PDR 的情况下，PRP 可能加剧视网膜水肿增厚。尽管如此，这些并发症，包括 DME 发作或恶化，通常都会自发改善。为了避免这些复杂情况，ETDRS 建议完整的 PRP 应被分为两次或更多次，两次激光间隔至少 2 周。

在后来的调查中，DRS 小组评估了单次 PRP 与传统四次 PRP 相比的有效性和安全性。该研究显示两种方式之间无统计学显著差异。然而，仍有研究建议进行黄斑激光光凝术或玻璃体内注射抗血管内皮因子（VEGF）或类固醇，以降低加重的 DME 的风险并改善短期视力。

DRS 和 ETDRS 显示 PRP 的不良反应包括视野损失、色觉异常和暗适应功能下降，并且在一些情况下，PRP 后视力下降。其他并发症包括角膜磨损，激光直接烧伤晶状体或虹膜，虹膜炎。此外，根据激光功率和持续时间以及特殊部位（如脉络膜上腔中的睫状神经部位）所引起的不同程度的疼痛，在某些特定的病例中，球后或结膜下麻醉可以替代表面给药。

模式扫描激光器（PASCAL，美国加利福尼亚州圣克拉拉市拓普康医用激光系统公司）是一种新型的 532 nm 激光光凝器，这能够以预定的配置以单脚凹陷输送多个激光烧灼（图 4-10）。与传统的光凝器相比，这种新系统能够以更短的曝光时间（10～20 ms）提供激光烧灼，从而使治疗更快、更轻松。

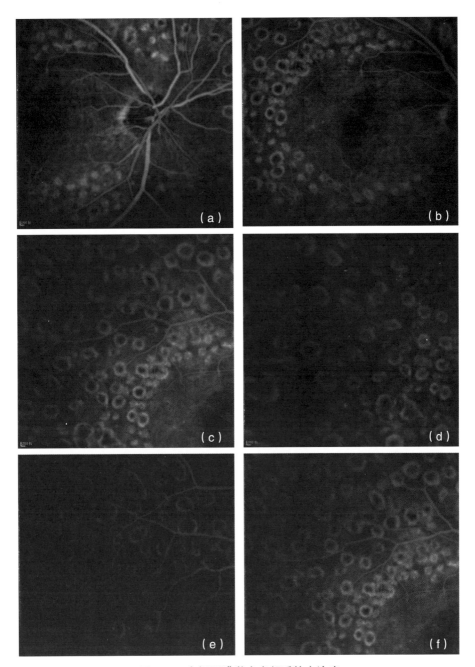

图 4-9　全视网膜激光光凝后补充治疗

注：（a）～（b）FA 显示第一次完整的 PRP ；（c）～（f）补充的 PRP 显示 NVE 一定程度消退。FA 显示未见明显异常。

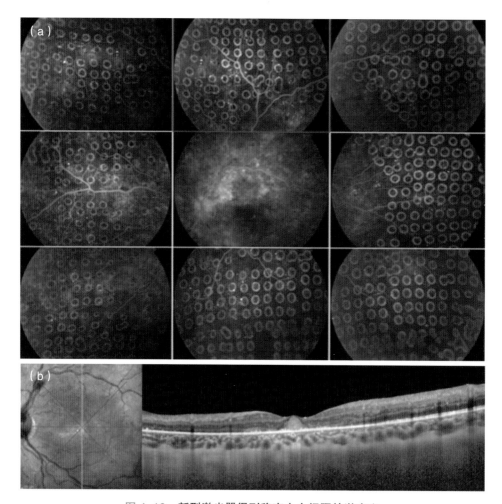

图 4-10　新型激光器得到稳定大小间隔的激光斑

注：FA 显示使用 PASCAL 进行的一个完整的 PRP。设置激光烧灼的预定参数，具有相等的间隔和相似大小的光斑直径。（a）后极血管造影也显示黄斑无灌注。（b）显示黄斑中心凹处，视网膜外层组织紊乱，与视力预后不良相关。

采用 PASCAL 技术，可减少暴露时间，减少传递到视网膜和脉络膜的热损伤。有证据表明激光可能仅烧灼影响视网膜色素上皮细胞和光感受器，排除对内层视网膜和脉络膜的任何损伤。尽管如此，为了减少脉冲持续时间，医生应该将功率调整到更高数值以达到理想的治疗效果。有研究将 PASCAL 激光与传统的氩激光进行比较，结果显示两组患者的 NVs 恢复均有良好的结果，但 PASCAL 治疗损伤更小。在激光参数上，尽管常规激光组的平均设置较高，PASCAL 组中需要更高的功率才能达到相同的等级灼伤。PASCAL 组的坐位时间明显缩短，同一组的激光数量烧灼更多。通过视觉模拟量表（VAS）评估治疗期间的疼痛感觉，PASCAL 治疗组的不适感明显减少。PASCAL 灼伤更小且更均匀，并且激光斑比常规氩激光不易凝聚。总之，该研究表明，即使所需功率高于传统系统，PASCAL 光凝器安全、有效、快速，并且不适感更少。

不同的是，一项研究比较 PASCAL 和标准氩激光在使用常规激光参数进行完整 PRP 时发现，PASCAL 组治疗 6 个月后 NVs 持续性或复发率更高。与标准氩激光相比，PASCAL 激光疤痕不会随时间增大，对周边视网膜损伤更小，并且在某些情况下，消融缺血视网膜的活性作用降低。因此，该研究认为，传统激光参数设置中的 PASCAL 光凝似乎不能有效治疗高风险 PDR，而且需要更高的功率来确保相同的效果。

即使对安全性有所担忧，利用 PASCAL 技术也可以向患者提供单次进行的 PRP。单次进行的 PRP 的安全性和有效性与传统的四次 PRP 相比并未显示不良反应增加。此外，单次 PRP 组患者的依从性更高，并且这种方法可能会降低医疗成本。

导航激光（Navilas®，OD-OS GmbH，Teltow，德国）是一种新型装置，其特点在于将眼底成像（包括红外，彩色照片，荧光素血管造影）和模式激光光凝器整合。其主要优点是视网膜导航的高精度和激光程序的高再现性。触摸屏显示器提供高对比度和高清晰度的成像，医生可在屏幕上计划治疗，然后应用所选择的治疗方法。同时建议使用特定的广角镜片行 PRP 治疗，即使是特殊情况（如眼睑痉挛或角膜刺激），也可以在没有隐形眼镜的情况下进行治疗，从而获得 85° 的视角。关于导航激光治疗 PDR 的研究尚待数据更新。

小结

全视网膜光凝术（PRP）目前被认为是 PDR 的标准治疗方法，这一证据来自两项大型随机临床试验：糖尿病视网膜病变研究（DRS）和早期治疗糖尿病视网膜病变研究（ETDRS）。在 DRS 中，PRP 后高危 PDR 严重视力丧失减少了 50%。然而，有报道称广泛的激光光凝治疗继发的不良反应发生率增加，包括黄斑水肿的发生或进展、渗出性视网膜脱离和脉络膜脱离，以及闭角型青光眼等。目前，更新的激光光凝器已经推出，可以提供更准确、更快、更舒适的激光治疗，并减少不良反应。

4.3.2　玻璃体内注射

尽管 PRP 被认为是 PDR 治疗的标准治疗方案，但有人建议使用玻璃体腔注射类固醇和抗 VEGF 药物的补充治疗。这种辅助治疗既可以预防 PRP 后黄斑水肿的发生或进展，也可以增强激光光凝对新生血管的消退作用。

4.3.2.1　玻璃体内注射类固醇

玻璃体腔内注射类固醇除了可以改善 BCVA 和减少 CRT 方面外，还可有其他效果（图 4-11）。

有证据表明玻璃体内注射类固醇可以抑制 VEGF 的代谢途径，并且在抗炎、抗增殖和新生血管性疾病方面具有重要作用。事实上，曲安奈德对视网膜血流改变和视网膜光凝诱导的炎性反应有一定的益处。在动物模型中，玻璃体内注射类固醇减少了激光治疗后继发的血视网膜屏障的破坏。

由于 DME 的加重被视为 PRP 对 PDR 的不良反应，玻璃体内注射曲安奈德（IVTA）联合 PRP 和黄斑激光光凝术（MPC）治疗 PDR 正在研究。在一项前瞻性随机临床试验中，23 名受高危 PDR 和 DME 影响的受试者单眼在 PRP 和 MPC 前 1 周接受 IVTA 治疗，6 个月后对侧眼接受 PRP 和 MPC 单独治疗。与标准管理相比，该研究并未显示 IVTA 的显著积极作用。在随后的研究中，接受 PRP 和 MPC 的 345 只眼随机接受 4 周的安慰剂或玻璃体内雷珠单抗（IVR），或进行 IVTA，然后在 4 周后进行 14 周的随访。该研究显示，在两个辅助注射组中，BCVA 和 CRT 方面改善较多，但可能需要更长时间的随访。

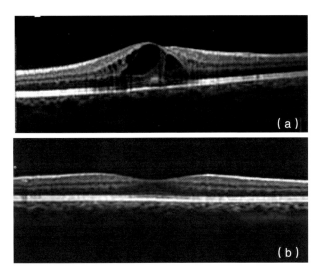

图 4-11 **贝伐珠单抗联合视网膜光凝治疗**

注：（a）基线处的 OCT 扫描显示囊样黄斑水肿。（b）玻璃体注射类固醇后，OCT 扫描显示 DME 的消退。

4.3.2.2 玻璃体内注射抗 VEGF

有证据表明，VEGF 与 PDR 的发病机制有关，抑制 VEGF 可阻止与缺血视网膜相关的新生血管形成。几项研究表明单独使用抗 VEGF 注射剂可能对 NVs 的退行有积极作用。但它们的作用时间较短，12 周后可出现复发。由于抗 VEGF 注射剂在治疗 PDR 方面的功效及其持续时间已被明确，目前正在研究 PRP 和抗 VEGF 分子联合的新方法以延长治疗作用的持续时间。

如之前由 DRCR.net 报道的，玻璃体内雷珠单抗（IVR）联合 PRP 治疗在 14 周的短期随访中显示比单独激光更有效。另一项小型前瞻性研究证实相同的结果，高风险 PDR 的患者在随访 48 周后随机分配到单独 PRP 或联合单剂量 IVR，该研究显示联合治疗组荧光素渗漏减少更多，并且 IVR 可以预防激光手术后视力下降和黄斑水肿加重。在同一研究组的另一研究中，单独使用 PRP 治疗的患者与联合 IVR 治疗的患者比较 48 周间隔的视网膜电图检查，结果显示联合组视网膜功能丧失减少且光感受器活性得到更多保留。

玻璃体内注射贝伐珠单抗（IVB）已被广泛用于治疗 PDR，特别是联合 PRP（图 4-12）。现已明确 IVB 术后 1 天玻璃体内 VEGF 水平显著降低，并持续到第 7 天。然而，有报道称，眼内炎症细胞因子，特别是白细胞介素 -6，在 IVB 后立即增加，随后在第 7 天减少，提示静脉注射后有炎性反应变化。

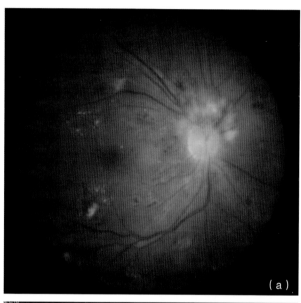

（a）

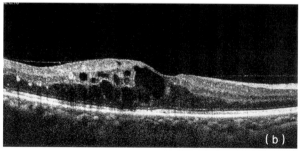

（b）

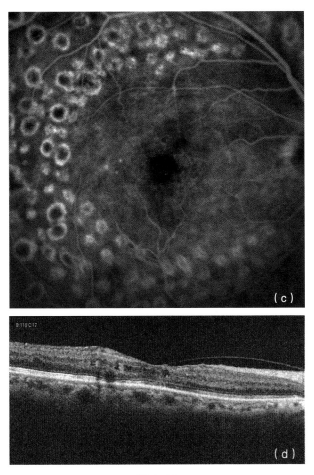

图 4-12

注：（a）彩色眼底照相显示严重缺血性糖尿病黄斑病变，伴有多处出血和软性渗出物。（b）OCT 扫描显示的大中央囊肿、大量视网膜下液和硬性渗出物的 DME。（c）完全 PRP 级玻璃体腔注药后 6 个月随访。（d）OCT 显示水肿消失。改良 IVB 联合 PRP 治疗方案可减少 IVB 注射，减弱 PRP 强度，尤其是基线伴有 DME 的眼建议采用。

在一项前瞻性临床试验中，接受 IVB 联合 PRP 治疗的 80 例高风险 PDR 患者在 6 周内有 87% 的 NVs 完全消退，而对照组为 25%。然而，在 16 周的随访中，IVB 治疗组达到了与对照组相同的消退率（25%），两组均出现了复发。

IVB 在治疗 PRP 难治性持续渗漏 NVs 的作用已被评估。在 1 年的随访中，平均注射 2 次后，NVs 的荧光素渗漏显著改善，BCVA 增加。

IVB 的疗效也在 PDR 并发玻璃体积血中进行了评估，结果显示 IVB 可能促使玻璃体积血更快消退，从而减少手术干预的需要。随后的一项研究证实了联合治疗在短期内对治疗高危 PDR 和玻璃体出血的益处，但长期效果仍有待商榷。

然而，在 IVB 后纤维化并发症的风险增加，并且随着时间延长，可能会出现牵引性视网膜脱离。血管纤维化和牵拉性视网膜脱离是由于自然病史还是 IVB 继发性 VEGF 快速降低仍不清楚。在一项研究中，IVB 在纤维血管膜中的作用已被证实，表明 IVB 可能干扰血管微环境，导致血管收缩和周细胞比例增加。

玻璃体内注射派加他尼钠（IVP）对 PDR 的直接作用已被证实。一项 Macugen 糖尿病视网膜病变研究的回顾性分析评估了 IVP 治疗视网膜新生血管的有效性，结果显示 IVP 治疗的大多数患者新生血管在第 36 周有消退。

在一项小规模随机对照的探索性研究中，IVP 的有效性与 PRP 在治疗活动性 PDR 方面进行了比较。该研究结果显示，在第 12 周仅用 IVP 治疗的所有受试者中 NVs 都完全消退，并且一直维持到第 36 周，而在 PRP 组中，只有两只眼在最终结点时显示完全消退。

在复发性和非透明性玻璃体积血病例中，IVP 治疗可以更快地消除出血，约 1/3 的病例可进行 PRP 并减少玻璃体切除术的需求。

小结

PRP 是 PDR 管理的黄金标准，此外还提出玻璃体内注射类固醇和抗 VEGF 的治疗方法。由于其抗炎和抗新生血管特性，在视觉改善和黄斑水肿减少方面，玻璃体内注射曲安奈德比常规 PRP 更有效。玻璃体内注射抗 VEGF

（雷珠单抗，贝伐珠单抗，培加他尼钠）在新生血管消退方面显示重要作用，尽管其作用时间较短。PRP 和玻璃体注射抗 VEGF 联合治疗是目前某些病例的首选治疗方法，可加强激光光凝作用并减少不良反应。

4.4 进阶治疗

正如 DRS 报告，PRP 是目前基于循证唯一推荐的 PDR 治疗方案，能够减少高危 PDR 组 50% 的严重视力丧失。目前，PRP 被视为 PDR 管理的一线方法。

抗 VEGF 的玻璃体内注射在抗新生血管方面显示出重要作用，但其效果有限且短时间内复发率很高。

尽管如此，PRP 和抗 VEGF 注射的联合治疗应该提供给某些特定病例，以避免单独激光光凝的不良反应，并且可能获得更好的疗效。有证据表明在 PRP 后 DME 的发展或恶化可能会反复发生。因此，在这种伴有 DME 的 PDR 的情况下， PRP 联合抗 VEGF 注射可以被认为最佳治疗选择。

即使采用辅助性抗 VEGF 注射（图 4-13，图 4-14），对于晚期 PDR，也应考虑玻璃体切除术和其他更具挑战性的治疗策略。

在玻璃体出血的情况下，视网膜的检查和完整 PRP 难以实现。因此，应立即进行超声检查，以评估视网膜的完整性。如果存在视网膜脱离，手术是第一线治疗方法；而如果视网膜完全附着，则建议抗 VEGF 注射促进玻璃体清除积血。事实上，在 PRP 之前注射抗 VEGF 可以逐步消除出血并为医生提供可进行激光治疗的机会。

对于高风险 PDR 的患者，应在完成 PRP 之前向患者注射抗 VEGF 药物，以加强单独激光的治疗效果并加速新生血管的消退。

在扇形 PDR 的情况下，推荐扇形外周激光光凝。

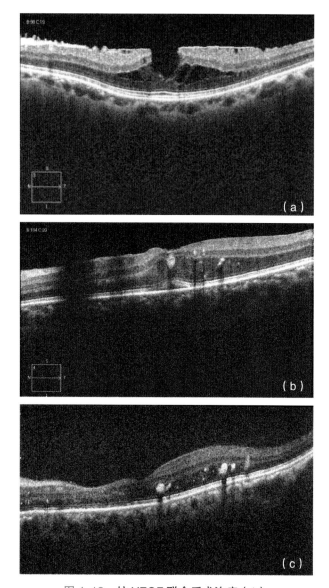

图 4-13　抗 VEGF 联合手术治疗（1）

注：（a）OCT 扫描显示与视网膜下液，囊样水肿和视网膜前膜相关的视网膜厚度增加；（b）玻璃体切除术后 OCT 揭示了黄斑水肿的持续存在以及中心凹下液的消退；（c）OCT 随访揭示了黄斑水肿的轻度复发。糖尿病视网膜病变的玻璃体手术治疗适应症包括不吸收的或反复的玻璃体积血、牵引性视网膜脱离影响黄斑、牵引孔源混合性视网膜脱离、进行性纤维血管增殖、新生血管青光眼、黄斑前致密的出血等。解除黄斑牵引后黄斑水肿减轻，视力相应改善。

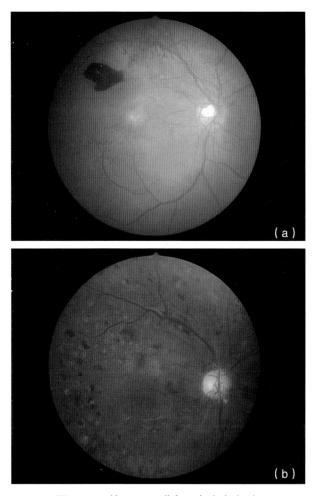

图 4-14 抗 VEGF 联合手术治疗（2）

注：（a）患有严重 PDR 与 NVD，大量 NVE 和视网膜前出血相关的患者；（b）玻璃体切除术及 PRP 术后同一患者的最终随访显示纤维化清除，新生血管和出血完全消退。玻璃体切除术联合 PRP 术可以切除玻璃体积血，恢复屈光间质清晰；切断、切除增殖膜，解除对视网膜尤其对黄斑区的牵引，使视网膜复位，同时进行眼内激光光凝，以完成有效的 PRP、减少出血复发。

小结

PRP 是目前唯一以 PDR 为基础的循证推荐治疗方案。在某些特定的病例中应考虑 PRP 和抗 VEGF 注射的联合疗法，以避免单独激光的不良反应或获得更好的结果。

4.5 新前沿

目前一些具有抗血管生成和抗炎症特性的介质可以用于针对 PDR 发生和进展的靶向治疗。与健康受试者相比，高水平的 VEGF 和其他细胞因子，如细胞间粘附分子 –1（ICAM–1），血管细胞粘附分子 –1（VCAM–1），白细胞介素 –6（IL–6）和肿瘤坏死因子 – α（TNF α）等已经在伴有 PDR 的糖尿病患者中发现。

VEGF 是参与 PDR 发病机制的主要因素。目前 IVR、IVB 和 IVP 用于治疗先天或难治性 PDR 和伴有或不伴有 PDR 的严重的玻璃体出血的疗效尚待评估。其他研究正在评估最佳时间策略，如即时 PRP 或延迟 PRP 的选择。

阿柏西普（VEGF–trap）是一种融合蛋白，能够抑制细胞外 VEGF 的所有亚型，并且其在 DME 治疗中的有效性已被证明。目前一些评估玻璃体内注射阿柏西普作为单一疗法或作为辅助 PDR 治疗的随机研究正在进行中。在其中一项试验中，每 4 周进行一次玻璃体腔注射共 5 次，继而分为两组，分别每 4 周或 8 周一次共 52 周。在第二项研究中，需要进行睫状体平坦部玻璃体切除术的 PDR 受试者被随机分配到单独注射阿柏西普，注射阿柏西普联合玻璃体切除术或者单独玻璃体切割术，并进行 24 周随访。

ICAM–1 是一种参与白细胞粘附到视网膜血管诱导炎性反应和免疫激活的分子。因此，ICAM–1 因其治疗干预靶点的潜力已经被确定用于 PDR 的治疗，并且针对 ICAM–1 不同的分子已经进行了研究。在 PDR 动物模型中使用阿司匹林，美洛昔康或依那西普可以有效降低 ICAM–1 的水平。在另一篇论文中，在小鼠模型中应用导致选择性下调 ICAM–1 的小干扰 RNA（siRNA）在 PDR 中具有一定作用，可抑制白细胞粘附和浸润。法舒地尔是一种选择性 ROCK 抑制剂，在糖尿病大鼠中表现出一定的降低 ICAM–1 表达的潜力。

骨膜蛋白 periostin 是一种具有细胞迁移和粘附活性的基质细胞蛋白，在抑制 PDR 中存在的纤维血管膜方面显示出一定效果。

TNFα 表现出一些促炎和促血管生成特性，如细胞因子活化、粘附分子诱导和单核细胞趋化作用。因此，靶向可溶性 TNF 受体已被认定为一种潜在的治疗方法。

转化生长因子 β2（TGF-β2）是一种抗血管生成因子，研究表明其活性部分在 PDR 患者的玻璃体中降低。纤溶酶（一种控制 TGF-β2 水平的分子）被认为是治疗 PDR 的可能靶点。

金属蛋白酶（MMPs）是参与 PDR 的炎性反应和先天免疫的调节因子，被认为是控制 PDR 的潜在靶点。红葡萄酒中存在的多酚白藜芦醇在下调 MMP-9 水平和保护视网膜不受缺血影响方面显示出一些活性。

在 PDR 的动物模型中，色素上皮衍生因子（PEDF）的抗血管生成基因转移显示在抑制 NVE，降低 MMP，VEGF 和结缔组织生长因子（CTGF）水平方面有一些益处。

Canakinumab 是一种抗白细胞介素 1β 的新型单克隆抗体，目前用于风湿性疾病。有一项初步研究是通过皮下注射评估 150 mg canakinumab 在 PDR 受试者中的安全性。

第五章

重度增殖期糖尿病视网膜病变

5.1 引言

糖尿病性视网膜病变（DR）是糖尿病的眼部慢性并发症。其进展的速度取决于高血糖、糖尿病病程、高血压、高血脂、肥胖、易感基因等。增殖期糖尿病视网膜病变（PDR）是指糖尿病性视网膜病变进展至视网膜或视盘新生血管形成、玻璃体积血或视网膜前出血。威斯康星州糖尿病视网膜病变流行病学研究（WESDR）报道，1 型糖尿病患者 DR 和 PDR 的 25 年累积进展率分别为 83% 和 42%。总体而言，过去 20 年中 PDR 发展到严重视力减退的比例有所下降，这可能与糖尿病管理改善密切相关。

重度 PDR 不仅以视网膜新生血管和玻璃体积血（VH）为特征，而且继发新生血管性青光眼、牵拉性视网膜脱离以及牵拉形成的孔源性视网膜脱离。其他表现还包括前玻璃体纤维血管增生，其可引起睫状体炎性假膜造成视网膜脱离和低眼压。这类病例通常采取玻璃体切除术（PPV）。在某些情况下，抗血管生成药物可以用于治疗糖尿病相关的玻璃体积血和视网膜新生血管。

发生重度 PDR 的风险与血糖标志物（如 HbA1c，糖尿病持续时间），高血压，心血管疾病事件和蛋白尿直接相关，与糖尿病诊断时的年龄以及是否吸烟呈负相关。此外，意大利 RIACE 学组的多中心研究反映如果受试者接受胰岛素治疗（有或没有口服降糖药），则发生重度 DR 的风险增加 7 ～ 9 倍。

5.2 病理生理学

眼部缺血是糖尿病相关微血管损伤和灌注减少的结果，是形成视网膜和虹膜新生血管的主要诱因。血管内皮生长因子（VEGF）在糖尿病视网膜病变的过程中起重要作用，主要引起黄斑水肿和视网膜新生血管。VEGF-A 和 VEGF-B 都参与血管生成，其作用由三种酪氨酸激酶受体介导：KDR（VEGFR-2），Flt-1（VEGFR-1）和 Flt-4（VEGFR-3）。缺氧促进 VEGF-A mRNA 的表达。VEGF 可增加血管通透性，促进内皮细胞增殖，激活溶解细胞外基质金属蛋白酶，并增加新血管生长的空间。

PDR 患者玻璃体中 VEGF 水平升高。PDR 的严重程度同样与 VEGF 的玻璃体内浓度相关。不同个体中 VEGF 表达存在较大的变异，会出现几种不同的基因。基因多态性可以解释 DR 易感性的个体差异。

缺氧可引起代偿机制，作为外周纤维细胞中枢神经系统对应的神经胶质细胞也经历了视网膜新生血管的激活和增殖（胶质增生）。胶质细胞（如星形胶质细胞，小胶质细胞和 Müller 胶质细胞）增殖导致纤维膜形成。随着增殖膜收缩，可进展为牵拉性视网膜脱离。转化生长因子 -β2（TGF-β2）是玻璃体中主要亚型，在 PDR 患者的玻璃体中过度表达。此外，其表达与眼内纤维化相关。PDR 从血管源性向纤维化转变的确切机制尚不清楚。VEGF 抑制和视网膜新生血管的消退与引起玻璃体视网膜纤维化的结缔组织生长因子（CTGF）高表达有关。VEGF 上调 CTGF，VEGF-CTGF 复合物抑制 VEGF 诱导的新生血管。Kuiper 等认为玻璃体中 VEGF 和 CTGF 水平的平衡调控 PDR 患者从新生血管阶段向纤维化阶段的转变。眼中 VEGF 水平的急剧下降可抑制血管生成，导致 VEGF / CTGF 水平失衡，纤维化加重。CTGF 存在于肌成纤维细胞和可以转化为肌成纤维细胞的周细胞中。活化的人类透明细胞和 Müller 细胞也可以产生 CTGF。

5.3　新生血管性青光眼

新生血管性青光眼（NVG）是增殖期 PDR 的严重并发症。在过去的 20 年里，由于糖尿病管理和诊治水平的提高以及全视网膜激光光凝（PRP）的应用，其发病率有所下降。我国糖尿病相关眼病防治多学科中国专家共识（2021 年版）指出 PDR 患者中约 22% 可发生新生血管性青光眼。在发生人群中，1 型糖尿病（type 1 diabetesmellitus，T1DM）占 15%，2 型糖尿病（type 2 diabetes mellitus，T2DM）占 80%。T1DM 患者患有新生血管性青光眼多伴有视网膜增生型病变，T2DM 患者患有新生血管性青光眼多伴黄斑病变（包括 DME）。成人双眼 NVG 或虹膜新生血管化几乎均为 DR 所致，NVG 的发生与 DR 的出现有相关性。白内障手术、玻璃体视网膜手术后更易发生 NVG。

血管内皮生长因子扩散到眼前段是导致虹膜新生血管和房角新生血管形成的主要病因。虹膜新生血管和新生血管性青光眼患者的前房 VEGF 水平显著增加，且高于仅患有 PDR 的患者。由于血管内皮生长因子易从玻璃体进入前房，在白内障摘除术或 YAG 激光后囊膜切开术后等可能会破坏后囊膜屏障，造成 VEGF 因子进入前房进而形成新生血管。临床工作中上虹膜荧光素血管造影术（FA）比裂隙灯检查更早发现新生血管。此外，我国《糖尿病相关眼病防治多学科中国专家共识》（2021 年版）中强调了 PDR 患者需要监测眼压，避免 NVG 的发生和发展。

随着糖尿病性视网膜病变相关的虹膜红变不断进展，新生血管可以延伸到房角导致小梁网的阻塞并引起新生血管性青光眼。在早期阶段，在瞳孔边缘或周边虹膜切开边缘可能观察到细小新生血管束，这些血管继续向虹膜基部生长。无论血管处在瞳孔边缘或虹膜膈上，都可能发生房角新生血管。因此，高风险的患者应该常规检查房角。房角新生血管可形成血管膜进而阻塞小梁网结构造成眼压升高。新生血管性青光眼在早期通常可以通过抗 VEGF 有效治疗。

然而随着血管膜收缩，广泛的外周前粘连（PAS）和房角关闭造成青光眼，这种情况通常需要青光眼手术进行干预来控制眼压。

总而言之，NVG 的治疗需要抑制引起血管新生的细胞因子水平，避免缺血形成新生血管堵塞房角，从而降低眼压。

5.4 牵引性视网膜脱离

随着 PDR 的进展，增殖形成的视网膜新生血管膜收缩引起牵拉性视网膜脱离（TRD），黄斑牵拉综合征以及合并孔源性视网膜脱离。部分严重病例还可出现增殖血管膜牵拉周边视网膜以及睫状体，进而造成眼压降低。

未吸收的玻璃体积血，周边玻璃体积血或伴有牵拉性视网膜脱离累及黄斑区者则需进行玻璃体切除进行治疗。不管是否累及黄斑，合并孔源性视网膜脱离也是玻璃体切除术的手术适应证。手术的疗效取决于玻璃体后脱离程度和范围，病变位置（例如，赤道前与赤道后）以及玻璃体视网膜粘连的严重程度。在一些严重病例中，抗 VEGF 药物可作为玻璃体积血、虹膜新生血管以及新生血管型青光眼等补充和辅助治疗。

5.5　治疗

5.5.1　全视网膜激光光凝

全视网膜激光光凝术（PRP）是治疗重度非增殖期和增殖期 DR 的标准治疗手段。PRP 治疗可使严重视力损害风险降低至少 50%。糖尿病视网膜病变研究（DRS）指出造成严重视力损害的四个危险因素：①视网膜新生血管（NV）；② NV 位于视盘或距离视盘一个视盘直径以内的位置；③新生血管严重程度［视盘 NV ＞标准照片 10A（1/4 ～ 1/3 个视盘区域），NV 的位置≥ 1/2 ～视盘直径］；④玻璃体积血或视网膜前出血。具有三或四种风险因素的情况被认为是高风险 PDR，研究指出在 5 年随访中，如未经专业眼科治疗，其严重视力损害的风险（连续两次视力＜ 5/200）为 50%，而进行 PRP 的优势在高风险 PDR 中最为明显。

DRS 和早期治疗糖尿病视网膜病变研究（ETDRS）均指出 PRP 可降低重度 NPDR 患者严重视力损害的风险。对于重度 NPDR 或非高危 PDR 患者，特别是无黄斑水肿的 2 型糖尿病患者，以及一眼已经明确存在严重视力损害患者的对侧眼或无法规律随访的患者，应考虑 PRP 治疗。高危 PDR 采取 PRP 会增加治疗后第一年视力损害丧失的风险，但在治疗后 2 ～ 5 年随访中视力损害风险降低《糖尿病相关眼病防治多学科中国专家共识》（2021 年版）指出激光治疗的目的是减少视力进一步下降的危险，尽量保全视功能。高危 PDR 患者应迅速施行 PRP 治疗。约 50% 的重度 NPDR 患者在 1 年内进展为 PDR，15% 进展为高危 PDR，则应考虑行 PRP 治疗。

PRP 主要是将离散的适度能量激光斑覆盖全视网膜，其中需要保留视盘黄斑与颞上下血管弓之间的后极部视网膜不进行光凝。NV 通常在治疗后的 3 周内出现消退。其主要作用机制为 PRP 烧灼视网膜后显著减少 VEGF 和其他促血管生成因子（另一种假设为 PRP 改善剩余视网膜的氧供）。促血管生成因子（例如 VEGF 和促红细胞生成素）与抗血管生成因子（例如色素上皮衍生因子）比值增加可促进新生血管形成。激光治疗后这一比值降低。

PRP 的不良反应包括视野缩小，夜盲，色觉改变，浆液性视网膜、脉络膜脱离，睫状肌麻痹以及黄斑水肿加剧。在一项研究中，由于出现持续性黄斑水肿，约 8% 患者的中心视力下降 > 2 行。每两周一次的激光治疗可以降低这种风险，但仍存在 PRP 后立即出现视力损害的可能。DRS 报道，PRP 治疗 6 周内视力下降 2 ～ 4 行的概率为 10% ～ 23%，而对照组为 6%。严重的视力丧失通常认为与氩激光光凝有关，由于设备系统陈旧以及治疗中较大光斑造成的视野缺损，目前这种激光光凝方式已不再使用。

在短时间需要行全视网膜激光光凝的情况下，可以使用局部糖皮质激素和睫状肌麻痹治疗（如醋酸泼尼松龙 1% qid 和阿托品 1% bid）以防止脉络膜脱离和继发性闭角型青光眼的发生。在合并 CSME 和高危 PDR 的情况下，可以在 PRP 之前行 Tenon 囊下注射曲安奈德或通过 PRP 前后行玻璃体内注射雷珠单抗等进行预防。如果存在明显的 NV，玻璃体内注射抗 VEGF 药物可能造成视网膜脱离。然而 DRS 研究显示 PRP 不会造成 PDR 患者的牵拉性视网膜脱离。

在早期 NVG 病例中，PRP 是主要的治疗方法；通过治疗可减少视网膜的氧需求和改善 VEGF 相关的局部缺血，促使新生血管的消退。如果已出现继发性房角关闭，则 PRP 对眼压情况（IOP）可能没有明显的改善，这类患者需要通过滤过手术或分流引流阀手术治疗以控制眼压。

5.5.2 玻璃体切割术和眼内光凝术

《糖尿病相关眼病防治多学科中国专家共识》（2021 年版）指出增殖期

进展性 DR 的玻璃体手术适应证为不吸收的玻璃体出血、增生性 DR 纤维增生膜、视网膜前出血、视网膜被牵拉以及牵拉导致的视网膜脱离、牵拉孔源混合性视网膜脱离、玻璃体出血合并白内障、玻璃体出血合并虹膜新生血管等。针对未吸收的玻璃体积血以及牵拉性视网膜脱离，尤其是累计黄斑区视网膜的增殖期的糖尿病性视网膜病变，需要采取玻璃体切割术进行治疗，且术中需进行全视网膜激光光凝。对于伴有虹膜红变新生血管和房角新生血管的患眼，应扩大激光范围至锯齿缘，同时应距离黄斑中心凹至少 3 个视盘直径以外。

糖尿病性视网膜病变玻璃体切除术研究（DRVS）指出，在 1 型糖尿病患者中，玻璃体积血患者较早接受 PPV 视力提高至 20/40 的比例更大（其中在 2 年的随访时，早期 PPV 组为 25%，延期组为 15%，$P = 0.01$）。DRVS 也证实了在较严重的活动性血管纤维增生早期行玻璃体切除术有利于视力恢复：在 4 年随访时，44% 早期玻璃体切割组的患者最终视力 $\geqslant$ 20/40，对照组为 28%（$P < 0.05$）。

累及黄斑的牵拉性视网膜脱离，合并孔源性视网膜脱离以及未吸收的黄斑区视网膜前出血是早期采取玻璃体切除术的其他适应证。而黄斑区视网膜以外 TRD 通常进展非常缓慢，可随访观察。随着眼科手术器械以及玻璃体切割机不断改进，牵拉性视网膜脱离的增殖膜能更有效率的被剥除。玻璃体切割术后的视力由于黄斑区局部缺血损伤等原因往往难以预测。视力预测因素主要包括术前视力，黄斑区解剖学结构，复杂的增殖膜剥离（医源性视网膜裂孔，长效眼内填塞物的使用）以及虹膜新生血管。

较多研究指出抗 VEGF 药物联合 PRP 以及 PPV 的方式具有较好的疗效。目前手术中光相干断层扫描（iOCT）通过 OCT 设备与手术显微镜整合，在手术中获取视网膜层次图像可引导手术者进行手术并优化手术操作，尤其对增殖膜的剥膜操作中分辨紧密粘连的增生膜和视网膜提供较大的帮助。另外目前 3D 手术视频系统具备更放大的倍率、扩展的景深以及更佳分辨率。通过模拟真实的 3D 影像优化手术中眼内观察的空间感，有助于更好地呈现 PDR 增殖膜与视网膜之间的间隙，为玻璃体视网膜手术的创新和发展带来更多可能。

5.5.3 抗 VEGF 治疗

Macugen 糖尿病视网膜病变研究学组和 Gonzalez 等人报道了药物诱导 PDR 中视网膜新生血管的消退。随后的诸多研究报道了抗 VEGF 在治疗视网膜和虹膜新生血管的短期作用。

针对虹膜以及视网膜新生血管的治疗，全视网膜激光光凝需 2～3 周起效。而玻璃体内注射抗 VEGF 后虹膜新生血管则可在数日内明显消退。

Avery 等回顾性研究发现进行玻璃体内注射贝伐珠单抗（IVB）后 1 周内荧光血管造影显示视盘新生血管完全或部分减少，73% 患眼中的新生血管完全消退。相较于全视网膜激光光凝，抗 VEGF 药物的效果可能是暂时性的，但对新生血管性青光眼疗效显著，其可使患眼新生血管快速消退。

5.5.3.1 抗 VEGF 治疗作为 PRP 的辅助治疗

在 Mirshahi 等前瞻性研究中，80 例 PDR 患者使用 PRP 激光同时给予抗 VEGF 药物 1.25 mg，该研究发现 87.5% 抗 VEGF 药物组和 25% 对照组在 6 周时显示新生血管完全消退（$P < 0.005$）。两者在治疗后第 16 周的消退率是相同的。Cho 等研究指出相较于仅接受 PRP，玻璃体腔内注射贝伐珠单抗 1.25 mg 联合 PRP 治疗中玻璃体积血的发病率较低。

抗 VEGF 治疗显效迅速。如上所述，抗 VEGF 治疗可以用作 PRP 的辅助治疗，尤其针对 NVG 患者希望迅速消退新血管以及由于增殖期出现玻璃体积血等情况无法清晰获取眼底情况时可进行全视网膜激光光凝。

抗 VEGF 治疗注射已用于玻璃体积血的糖尿病患者，促进新生血管消退以及玻璃体积血吸收，尽可能避免后续玻璃体切除。DRCR.net 比较了伴有玻璃体积血的增殖期糖尿病视网膜病变患者分别行玻璃体内雷珠单抗（0.5mg）

注射（$n = 125$）和玻璃体内盐水注射（$n = 136$）的有效性。第 16 周时，两组间需进行玻璃体切除术的比列无统计学差异，然而在雷珠单抗组中玻璃体积血的复发率较低。

5.5.3.2　抗 VEGF 治疗 PDR 围手术期的使用

对于玻璃体积血以及牵拉性视网膜脱离的重度 PDR 患者，玻璃体腔内抗 VEGF 药物注射作为 PPV 之前的术前用药可在一定程度上减少术中出血并发症。Huang 等对 40 例 PDR 和玻璃体出血患眼行 PRP 后给予 IVB，对持续性玻璃体出血的患者 4～6 周后给予第二次 IVB。如果玻璃体出血持续 > 12 周，则患眼需接受 PPV。贝伐珠单抗治疗组中玻璃体出血平均清除时间为 11.9 周，而对照组为 18.1 周（$P = 0.02$）。接受 IVB 治疗的患眼中只有 10% 接受 PPV 治疗，而对照组为 45%（$P = 0.01$）。

一项包含 6 项随机对照研究以及 1 项对照研究的 Meta 分析研究了增殖期糖尿病视网膜病变引起的玻璃体积血手术前是否应用抗 VEGF 药物。结果显示术前 IVB 组术中出血较少，可以提供更清晰手术视野以及减少医源性视网膜损伤，还有术后较低的再出血发生率以及较短的术后再出血的吸收时间。

此外，目前抗 VEGF 药物被用作玻璃体切除治疗牵拉性视网膜脱离的围手术期药物，以降低剥除增殖膜过程中出血的风险。Chen 等研究指出术前一周进行抗 VEGF 药物注射后，视网膜新生血管广泛消退且剥除增殖膜过程中的出血量明显减少。

目前玻璃体内注射和 PPV 之间的时间间隔仍然存在一定争议。有研究指出，如果抗 VEGF 注射和玻璃体切除术之间的时间间隔较长，增殖膜进行性挛缩会导致牵拉性视网膜脱离。目前主要观点认为抗 VEGF 注射和 PPV 之间的时间间隔应小于 7～10 天，以减少增殖膜皱缩造成牵拉性视网膜脱离的可能性以及避免增加术中剥除增殖膜的难度，降低医源性视网膜损伤的风险。

组织学研究提示了玻璃体腔注药术后血管内皮细胞凋亡以及平滑肌肌动蛋白过表达。El-Sabag 等研究指出玻璃体腔注药术后第 10 天开始出现视网膜新生血管明显减少，平滑肌肌动蛋白和胶原蛋白生长抑制。

尽管 PPV 过程会清除玻璃体腔中抗 VEGF 药物，但药物在玻璃体内注射后 1 天就能穿透并进入视网膜和脉络膜中，在术后继续抑制血管内皮生长因子。

5.5.4 硅油填充

尽管 PPV 是处理 DR 严重并发症的有效手段，但仍然存在术中以及术后的一些并发症，包括增殖原因造成的复发性视网膜脱离，新生血管性青光眼（NVG），前部玻璃体以及睫状体纤维增殖化改变以及类纤维蛋白综合征。类纤维蛋白综合征的特征在于玻璃体腔中形成纤维蛋白链，视网膜表面上纤维蛋白样物质进一步凝结，最终形成玻璃体混浊机化，并且这一过程通常会进展为 TRD。其可能会导致新生血管性青光眼，瞳孔阻滞性青光眼，反复出血，白内障和伴有低眼压的睫状体脱离。 对于 PDR 玻璃体切除术的患者，类纤维蛋白综合征的发生率约为 8%。硅油填充可通过延长视网膜贴附时间促进视网膜复位（表 5-1）。虽然眼内气体具有更大的表面张力，但其自行吸收可能导致患者出现复发性视网膜脱离、玻璃体腔内增殖以及新生血管。此外，硅油填充可阻止血管生成物质扩散到眼前节，避免虹膜新生血管以及新生血管性青光眼的发生。另外硅油填充状态可避免手术中低眼压的发生。尽管有以上优点，但硅油填充可能与角膜失代偿，白内障，青光眼等并发症有关。在一些特定情况下，糖尿病患者行玻璃体切除术应考虑硅油填塞（表 5-2）。例如，在前部玻璃体纤维增殖的情况下，术中需要进行 360° 的视网膜切开术，以减轻牵拉。在这种情况下，硅油填充通常用于长期维持视网膜复位以及预防虹膜新生血管和低眼压的出现。

表 5-1　严重增殖期糖尿病视网膜病变患者硅油填充后的结果和术后并发症

举例	解剖成功	功能成功	RI / NVG 的回归	并发症
Lean 等人（13 只眼）	31%	7.7%	未报告	未报告
McLeod（42 人）	35%/ 52.4% 黄斑附着	38%	约 58%。数据不允许计算确切的数字	C68.8%，CD4.5%，G4.5% IMD9%，NVG9%，RI28.6% SE4.5%
DeCorral 和 Peyman（7 只眼睛）	71%	29%	14.5%（稀疏的炎性血管）	未报告
Yeo 等人（23 只眼）	70%	22%	25%	C22%，CD9%，G4%，RFVP 26%，RI 22%
Lucke 等人（106 只眼）	73%	62%	未报告	C 1 只眼（未报告有晶状体眼的数目），MP1.9%，ON/RA8.5%
Heimann 等人（106 只眼）	64%	未报告	46.4%	C 68%，CD 3%，IOP↑23%，RI 13%，SAC 5%
Brourman 等人（37 只眼）	70%	24%	36.4%	C 100%，CD 24%，G 19%，H 8%，RFVP 32%，RI 8%
McCuen 和 Rinkoff（18 只眼睛）	56%	28%	83%	CD 5.5%，RI 11%

续表

举例	解剖成功	功能成功	RI / NVG 的回归	并发症
Gonvers（132 只眼睛）	62%	62%	未指定	未指定
Riedel 等人（157 只眼）	未报告	未报告	未报告	CD 3%，IOP↑8%，RFVP 31%，SAC 13%，SSR 2%
Karel 和 Kolvodova（110 只眼睛）	57%	32%	3%	C 95%，CD 9%，G 44%，RI 34%，SAC 29%
Fisk 和 Cairns（5 只眼睛）	40%	20%	未指定	未指定
Azen 等人（359 只眼睛）	57%/74% 黄斑附着	24%	未报告	C 79%，CD 29%，G 10%，H 20%，SOE 3%
Scott 等人（132 只眼）	初次手术 48%	初次手术 50%	未报告	未报告
	再次手术 53%	再次手术 37%		
Castellarin 等人（23 只眼）	初次手术 88%	82.4%	71%/67%	C 18%，CD 6%，FR 6%，H 18%，RI 6%，SAC 18%
	再次手术 56%			

注：C 白内障，CD 角膜代偿失调，FR 睫状体反应，G 青光眼，H 低眼压，IOP↑眼压升高，IMD 不可逆性黄斑损伤，MP 黄斑皱褶，NVG 新生血管性青光眼，ON / RA 视神经和视网膜萎缩，RFVP 再扩散 FVP，RI 虹膜虹膜炎，前房内的 SAC 硅油，SE 硅油乳化，视网膜下空间的 SSR 硅油。

表 5-2 重度糖尿病视网膜病变患者使用硅油填塞的潜在适应证

指标
功能性单眼且需要视网膜压塞
类纤维蛋白综合征且需要行玻璃体切除术
多处视网膜裂孔、脱离病变且需手术治疗
出现虹膜新生血管以及 NVG 风险
前部玻璃体出现明显纤维增殖化且需行玻璃体切除术治疗（降低术后低眼压的风险）

5.5.5 粘弹剂

粘弹剂分离技术适用于视网膜前膜的剥离。该技术通过特殊管道以及特制分离器对视网膜与视网膜前组织之间注射粘性液体（例如 Healon®），目前多种粘弹性材料已应用于临床，包括 1% 的甲基纤维素，Healon® 和 Healon®GV。Healon® 的平均分子量为 4×10^6 Da，含有溶于生理缓冲液 10 mg/mL 的透明质酸钠。Healon®GV 含有 14 mg/mL 透明质酸钠，平均分子量为 5×10^6 Da，粘度比 Healon® 高 10 倍。通常较低分子量的制剂由于分离过程中发生医源性损伤的风险较小，目前这方面的研究以及临床应用还有待进一步验证。

此外，运用粘弹剂和传统增殖膜剥离在视网膜复位率和视力改善方面没有显著性差异。尽管在手术结束时会抽吸去除眼内 Healon® 粘弹剂（若使用 Healon®），但术后眼内压升高的发生率相对更高。目前认为粘弹剂针对牵拉形成的孔源性视网膜脱离手术治疗是有一定帮助的，尤其是不伴或存在后部玻璃体局限性粘连以及牵拉视网膜的情况。在小面积手术难以分层的情况下，粘弹剂可能是启动分层剥离的更加有效的工具。

5.6 总结

采取 PPV 手术干预已成为治疗活动性较严重 PDR 的主要手段。随着新型药物的不断出现，较严重的 PDR 治疗会进一步发展，未来联合治疗可能是最佳选择。目前仍需要前瞻性随机临床试验进一步评估各种药物作为 PPV 辅助治疗的剂量，时间，给药频率和顺序。

参考文献

[1] 全国防盲技术指导组.中国糖尿病视网膜病变防治指南：基层版 [M]. 北京：人民卫生出版社，2017.

[2] Yau JW，Rogers SL，Kawasaki R，et al. Global prevalence and major risk factors of diabetic retinopathy [J]. Diabetes Care，2012，35：556-564.

[3] Fong DS，Aiello L，Gardner TW，et al. Diabetic retinopathy [J]. Diabetes Care，2003，26：226-229.

[4] Shaw JE，Sicree RA，Zimmet PZ. Global estimates of the prevalence of diabetes for 2010 and 2030 [J]. Diabetes Res Clin Pract，2010，87：4-14.

[5] Whiting DR，Guariguata L，Weil C，Shaw J. IDF diabetes atlas：global estimates of the prevalence of diabetes for 2011 and 2030 [J]. Diabetes Res Clin Pract，2011，94：311-321.

[6] Todd JA，Walker NM，Cooper JD，et al. Robust associations of four new chromosome regions from genome-wide analyses of type 1 diabetes [J]. Nat Genet，2007，39：857-864.

[7] Sladek R，Rocheleau G，Rung J，et al. A genome-wide association study identifies novel risk loci for type 2 diabetes [J]. Nature，2007，445：881-885.

[8] Klein R，Klein BE，Moss SE，et al. The Wisconsin epidemiologic study of diabetic retinopathy. Ⅱ. Prevalence and risk of diabetic retinopathy when age at diagnosis is less than 30 years [J]. Arch Ophthalmol，1984，102：520-526.

[9] The Diabetes Control and Complications Trial Research Group. The effect of intensive treatment of diabetes on the development and progression of long-term complications in insulin-dependent diabetes mellitus [J].The New England Journal of Medicine，1993，329：977-986.

[10] Mima A，Qi W，Hiraoka-Yamomoto J，et al. Retinal not systemic oxidative and inflammatory stress correlated with VEGF expression in rodent models of insulin resistance and diabetes [J]. Invest Ophthalmol Vis Sci，2012，53：8424–8432.

[11] Hudson BI，Hofmann M，Bucciarelli L，et al. Glycation and diabetes：the RAGE connection [J]. Curr Sci，2002，83：1515–1521.

[12] Ophir A，Martinez MR，Mosqueda P，et al. Vitreous traction and epiretinal membranesin diabetic macular oedema using spectral-domain optical coherence tomography [J]. Eye 24，2010：1545–1553.

[13] Early Treatment Diabetic Retinopathy Study Research Group. Photocoagulation for diabetic macular edema [J]. ETDRS report No.1 Arch Ophthalmol，1985，103：1796–1806.

[14] Wilkinson CP，Ferris FL Ⅲ，Klein RE，et al. Proposed international clinical diabetic retinopathy and diabetic macular edema disease severity scales [J]. Ophthalmology. 2003，110：1677–1682.

[15] Bandello F，Battaglia Parodi M，Tremolada G，et al. Steroids as part of combination treatment：the future for the management of macular edema? [J]. Ophthalmologica. 2010，224：41–45.

[16] Aroca PR，Salvat M，Fernandez J，et al. Risk factors for diffuse and focal macular edema [J]. J Diabetes Complications. 2004，18：211–215.

[17] Weinberger D，Fink-Cohen S，Gaton DD，et al. Non-retinovascular leakage in diabetic maculopathy [J]. Br J Ophthalmol. 1995，79：728–731.

[18] Byeon SH，Chu YK，Hong YT，et al. New insights into the pathoanatomy of diabetic macular edema：angiographic patterns and optical coherence tomography [J]. Retina. 2012，32：1087–1099.

[19] Deák GG，Bolz M，Ritter M，et al. Diabetic Retinopathy Research Group Vienna. A systematic correlation between morphology and functional alterations in diabetic macular edema [J]. Invest Ophthalmol Vis Sci. 2010，51：6710–6714.

[20] Framme C，Schweizer P，Imesch M，et al. Behavior of SD-OCT-detected hyperreflective foci in the retina of anti-VEGF treated patients

with diabetic macular edema [J]. Invest Ophthalmol Vis Sci. 2012，53：5814-5818.

[21] Uji A，Murakami T，Nishijima K，et al. Association between hyperreflective foci in the outer retina，status of photoreceptor layer，and visual acuity in diabetic macular edema [J]. Am J Ophthalmol. 2012，153：710-717，717.e1.

[22] Early Treatment Diabetic Retinopathy Study Research Group. Techniques for scatter and local photocoagulation treatment of diabetic retinopathy. ETDRS report number 3 [J]. Int Ophthalmol Clin. 1987，27：254-264.

[23] Early Treatment Diabetic Retinopathy Study (Research) Group. Focal photocoagulation treatment of diabetic macular edema. Relationship of treatment effect to fluorescein angiographic and other retinal characteristics at baseline：ETDRS report No. 19 [J]. Arch Ophthalmol. 1985，113：1144-1155.

[24] Kozak I，Oster SF，Cortes MA，et al. Clinical evaluation and treatment accuracy in diabetic macular edema using navigated laser photocoagulator NAVILAS [J]. Ophthalmology. 2011，118：1119-1124.

[25] Massin P，Audren F，Haouchine B，et al. Intravitreal triamcinolone acetonide for diabetic diffuse macular edema：preliminary results of a prospective controlled trial [J]. Ophthalmology. 2004，111：218-224.

[26] Avitabile T，Longo A，Reibaldi A. Intravitreal triamcinolone compared with macular laser grid photocoagulation for the treatment of cystoid macular edema [J]. Am J Ophthalmol. 2005，140：695-702.

[27] Gillies MC，Sutter FK，Simpson JM，et al. Intravitreal triamcinolone for refractory diabetic macular edema two-year results of a double-masked，placebo-controlled，randomized clinical trial [J]. Ophthalmology. 2006，113：1533-1538.

[28] Sutter FK，Simpson JM，Gillies MC. Intravitreal triamcinolone for diabetic macular edema that persists after laser treatment：three-month efficacy and safety results of a prospective，randomized，double-masked，placebo controlled clinical trial [J]. Ophthalmology. 2004，111：2044-2049.

[29] Gillies MC，Simpson JM，Gaston C，et al. Five-year results of a randomized trial with open-label extension of triamcinolone acetonide for refractory diabetic macular edema [J]. Ophthalmology. 2009，116：2182–2187.

[30] Diabetic Retinopathy Clinical Research Network. A randomized trial comparing intravitreal triamcinolone acetonide and focal/grid photocoagulation for diabetic macular edema [J]. Ophthalmology. 2008，115：1447–1449.

[31] Diabetic Retinopathy Clinical Research Network. Three-year follow-up of a randomized clinical trial comparing focal/grid laser photocoagulation and intravitreal triamcinolone for diabetic macular edema [J]. Arch Ophthalmol. 2009，127：245–251.

[32] Campochiaro PA，Brown DM，Pearson A，et al. Sustained delivery fluocinolone acetonide vitreous inserts provide benefit for at least 3 years in patients with diabetic macular edema [J]. Ophthalmology. 2012，119：2125–2132.

[33] Diabetic Retinopathy Clinical Research Network. Randomized trial evaluating ranibizumab plus prompt or deferred laser or triamcinolone plus prompt laser for diabetic macular edema [J]. Ophthalmology. 2010，117：1064–1077.

[34] Diabetic Retinopathy Clinical Research Network. Expanded 2-year follow-up of ranibizumab plus prompt or deferred laser or triamcinolone plus prompt laser for diabetic macular edema [J]. Ophthalmology. 2011，118：609–614.

[35] Arevalo JF，Sanchez JG，Wu L，et al. Pan-American Collaborative Retina Study Group Primary intravitreal bevacizumab for diffuse diabetic macular edema：the Pan-American Collaborative Retina Study Group at 24 months [J]. Ophthalmology. 2009，116：1488–1497.

[36] Gragoudas ES，Adamis AP，Cunningham ET Jr，et al. VEGF Inhibition Study in Ocular Neovascularization Clinical Trial Group. Pegaptanib for neovascular age-related macular degeneration [J]. N Engl J Med. 2004，351：2805–2816.

[37] Aiello LP, Edwards AR, Beck RW, et al. Factors associated with improvement and worsening of visual acuity 2 years after focal/grid photocoagulation for diabetic macular edema [J]. Ophthalmology. 2010, 117: 946-953.

[38] PF-04523655 dose escalation study, and evaluation of PF-04523655 with/without ranibizumab in diabetic macular edema (DME) (MATISSE) [ClinicalTrials.gov identifier NCT01445899]. US National Institutes of Health, ClinicalTrials.gov [online]. Available from URL: http: //www. clinicaltrials.gov.

[39] Dugel PU, Blumenkranz MS, Haller JA, et al. A randomized, dose-escalation study of subconjunctival and intravitreal injections of sirolimus in patients with diabetic macular edema [J]. Ophthalmology. 2012, 119: 124-131.

[40] Wilkinson CP, Ferris FL Ⅲ, Klein RE, et al. Proposed international clinical diabetic retinopathy and diabetic macular edema disease severity scales [J]. Ophthalmology. 2003, 110: 1677-1682.

[41] The Diabetic Retinopathy Study Research Group. Photocoagulation treatment of proliferative diabetic retinopathy: the second report of diabetic retinopathy study findings [J]. Ophthalmology. 1978, 85: 82-106.

[42] The Diabetic Retinopathy Study Research Group. Photocoagulation treatment of proliferative diabetic retinopathy [J]. Clinical application of Diabetic Retinopathy Study (DRS) findings, DRS Report Number 8. Ophthalmology. 1981, 88: 583-600.

[43] Early Treatment Diabetic Retinopathy Study Research Group. Early Treatment Diabetic Retinopathy Study design and baseline patient characteristics. ETDRS report number 7 [J]. Ophthalmology. 1991, 98: 741-756.

[44] Diabetic Retinopathy Study Research Group. Design, methods, and baseline results. DRS Report Number 6 [J]. Invest Ophthalmol. 1981, 21: 149-209.

[45] Diabetic Retinopathy Study Research Group. Preliminary report on effects

of photocoagulation therapy [J]. Am J Ophthalmol. 1976，81：383–396.

[46] Diabetic Retinopathy Study Research Group. Four risk factors for severe visual loss in diabetic retinopathy： the third report from the Diabetic Retinopathy Study [J]. Arch Ophthalmol. 1979，97：654–655.

[47] Early Treatment Diabetic Retinopathy Study Research Group. Effects of aspirin treatment on diabetic retinopathy. ETDRS Report Number 8. Ophthalmology 98：757–76546. Early Treatment Diabetic Retinopathy Study Research Group (1991) Early photocoagulation for diabetic retinopathy ETDRS Report Number 9 [J]. Ophthalmology.1991，98：766–785.

[48] Ferris F. Early photocoagulation in patients with either type I or type II diabetes [J]. Trans Am Ophthalmol Soc. 1996，94：505–537.

[49] American Academy of Ophthalmology Retina Panel (2008) Preferred Practice Pattern® Guidelines. Diabetic retinopathy. American Academy of Ophthalmology，San Francisco (4th printing 2012). Available at： www. aao.org/ppp.

[50] Early Treatment Diabetic Retinopathy Study (Research) Group. Techniques for scatter and local photocoagulation： Early Treatment Diabetic Retinopathy Study report no. 3 [J]. Int Ophthalmol Clin. 1987，27：254–264.

[51] Ferris F Ⅲ，Podgor MJ，Davis MD.The Diabetic Retinopathy Study Research Group. Macular edema in Diabetic Retinopathy Study patients：diabetic Retinopathy Study report number 12 [J]. Ophthalmology. 1987，95：754–760.

[52] Kook D，Wolf A，Kreutzer T，et al. Long-term effect of intravitreal bevacizumab (avastin) in patients with chronic diffuse diabetic macular edema [J]. Retina. 2008，28：1053–1060.